心も体もやさしくととのう

漢方養生の手帖

薬剤師・国際中医師
川手鮎子

自由国民社

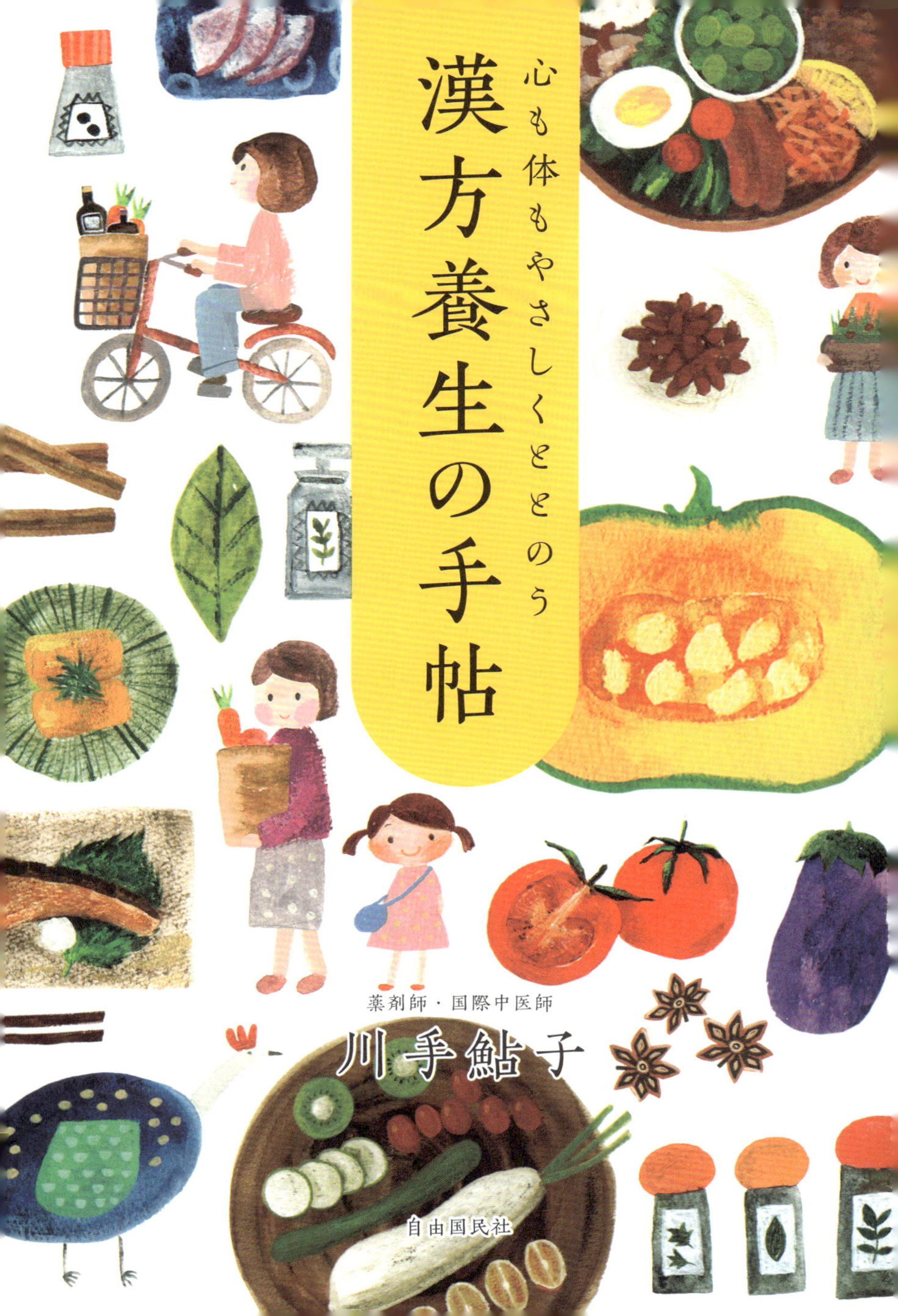

はじめに

こんにちは。

この本を手に取っていただき、ありがとうございます。

40代から50代は、体の変化が始まり、健康への意識も高まる時期ですね。ホルモンの減少による更年期は自分も辛いですが、それだけに家族の健康にも敏感で、ケアしてあげたい気持ちも高まる時期でもあります。

自分については、「今苦しんでいる更年期を乗り越えたい」

身近な若い方には、「将来健やかに過ごしてほしい」

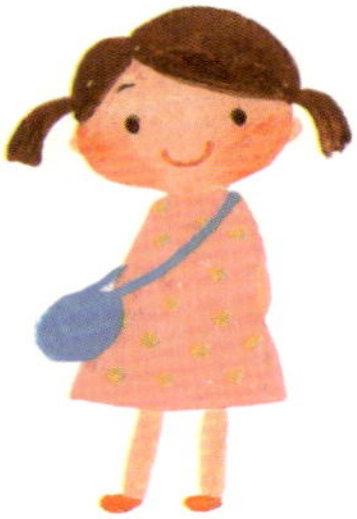

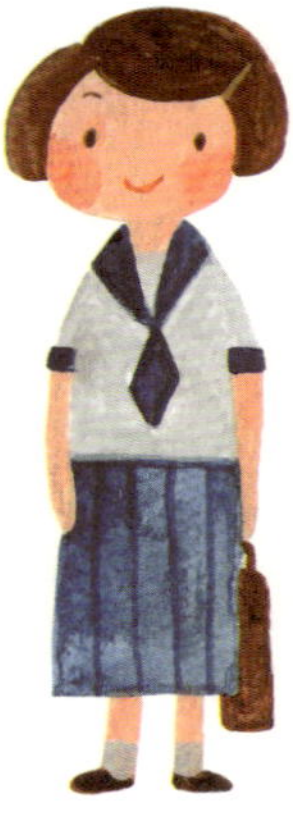

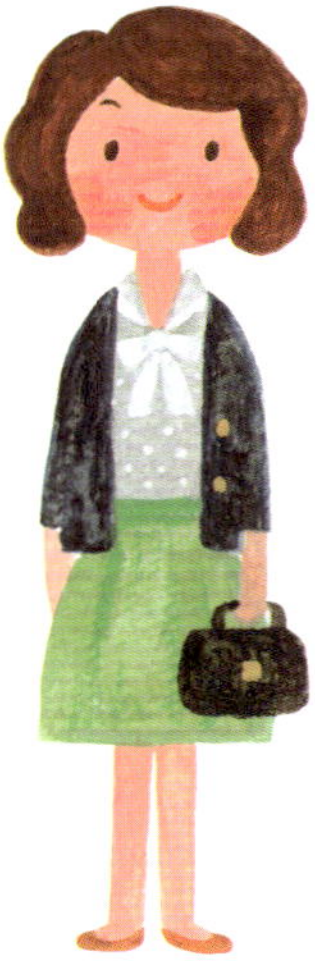

身近な年上の方には「辛さを軽減して、いつまでも元気でいてほしい」このような想いの人も多いことでしょう。

この本は、そうした気持ちをそっと後押しし、読後は周りの方達の雰囲気がほんのりあたたかくなる、そんな本を意図しました。

昨今、西洋医学の発展は目覚ましく、原因をピンポイントまで見つけ出して、悪い部分を治したり、手術で切り取ったりする技術に優れていることは、皆さんご存知ですね。

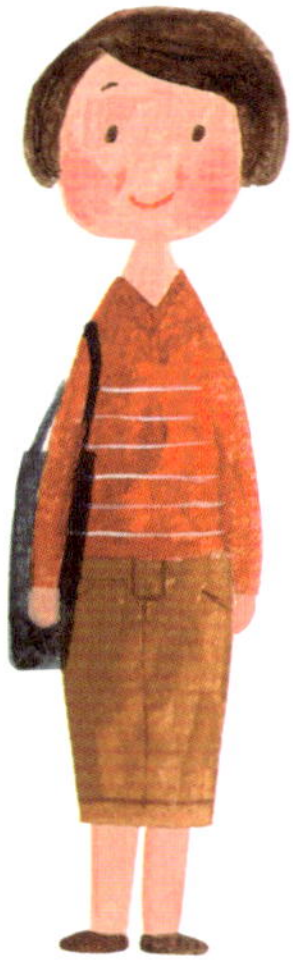

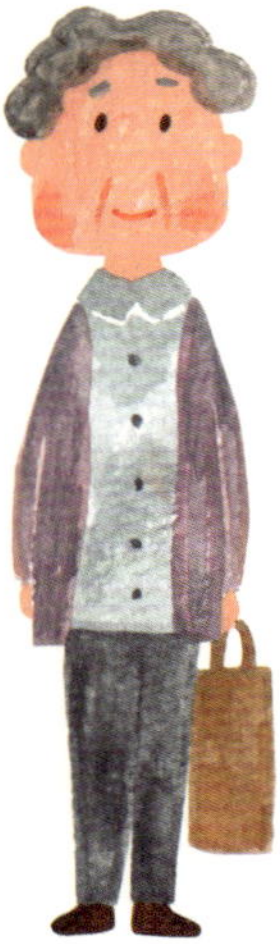

一方で、東洋医学はどうでしょうか。
「よくわからない」「長く続けないと効果が出ないのでは？」そう考えて敬遠している方も多いようです。

それは、とてももったいないことです。

漢方は「体にも心にも、優しい」治療ができます。

風邪や腹痛など日常起こりやすい不調も、体質を知っていれば、毎日のちょっとした工夫で体調管理ができます。
また漢方はネガティブな疾患に対する改善だけではありません。
楊貴妃をはじめ、歴史上の女性たちは、美容や若返りのためにも漢方を利用してきました。

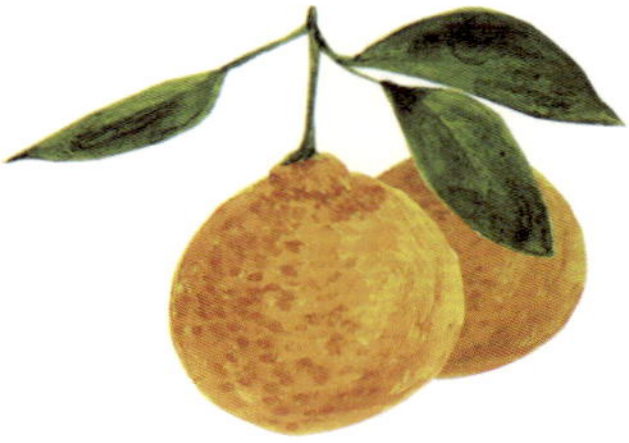

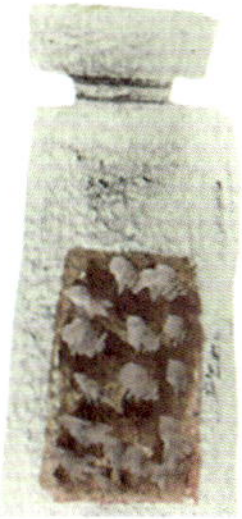

徳川家康は漢方を愛用し、ご存知のように長生きして、多くの子を遺したという歴史もあります。

人の健康に、洋の東西の区別は関係ありません。

私の西洋医学の薬剤師としての知識、東洋の国際中医師としての知恵、漢方薬局を45年間経営し、店頭でご相談いただいた経験。

そして80年を生きてきて、先人から受け継いだ知恵の数々を、皆様のお役に立てたく思います。

生まれた以上、いつまでも、元気でいたい、若くいたい、美しくありたい。だれでもそう願います。

そのために、漢方の基本的な考え方、対処

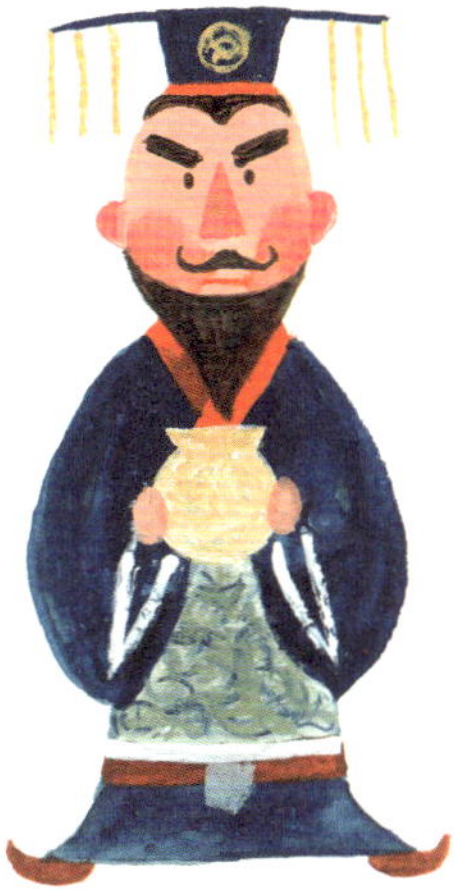

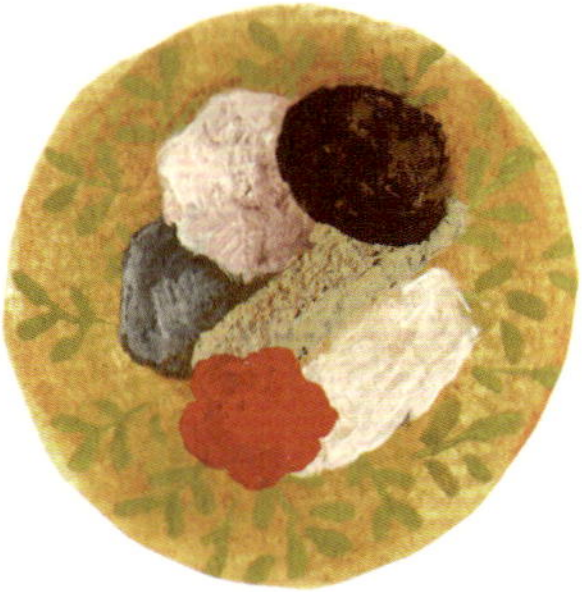

法をできる限り、わかりやすく説明させていただき、それぞれの世代をより良く過ごすお手伝いをしていきたいと思います。

この本を読んだあなたやご家族の不調が解消され、また親子の関係がより心温まる一助となれば、これにまさる喜びはありません。

薬剤師・国際中医師　川手 鮎子

目次

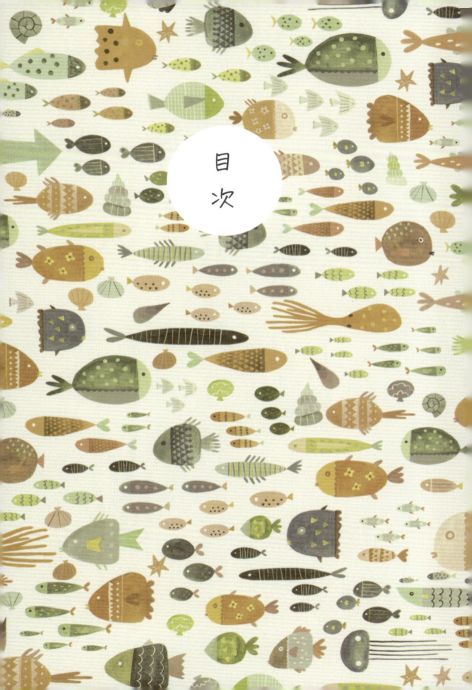

第一章　まずはご自愛ください

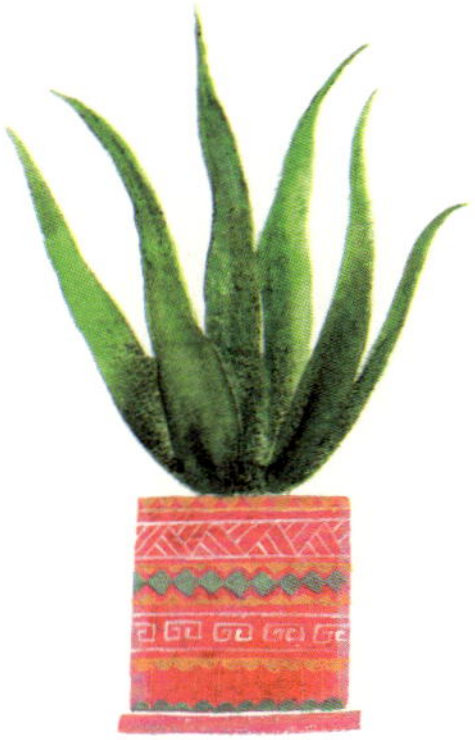

目 次

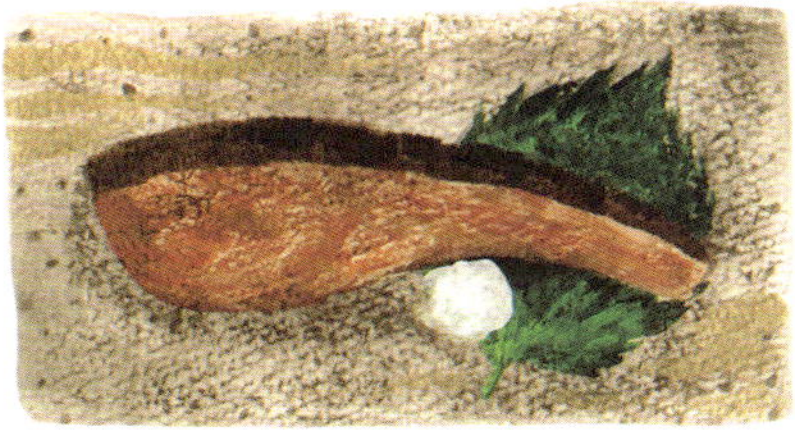

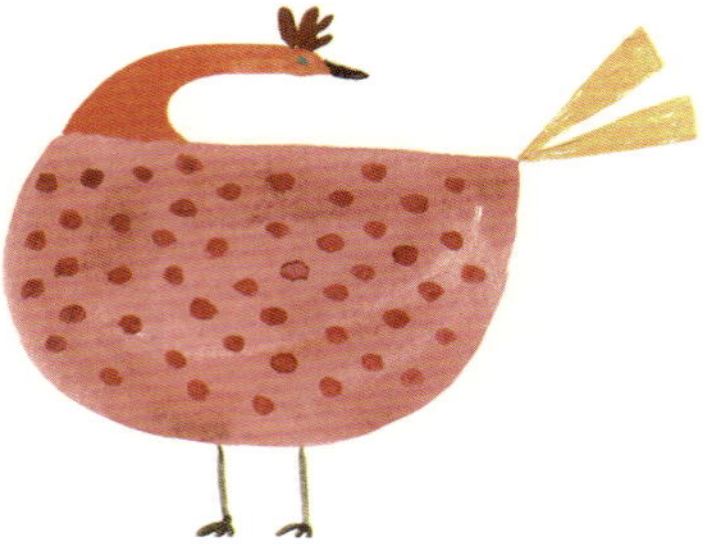

第二章　身近な年上の方の養生

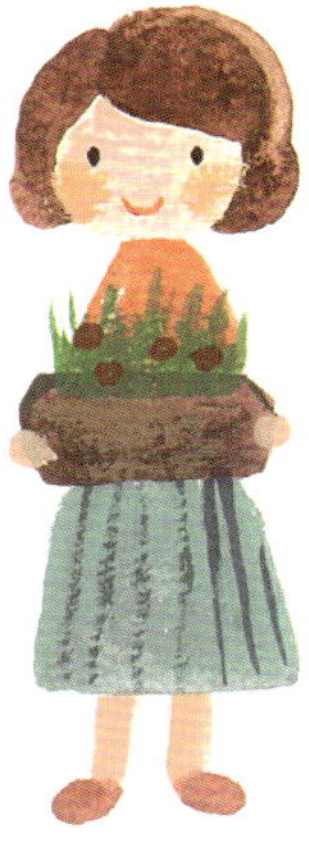

第三章 子ども、若い人に伝えたいこと

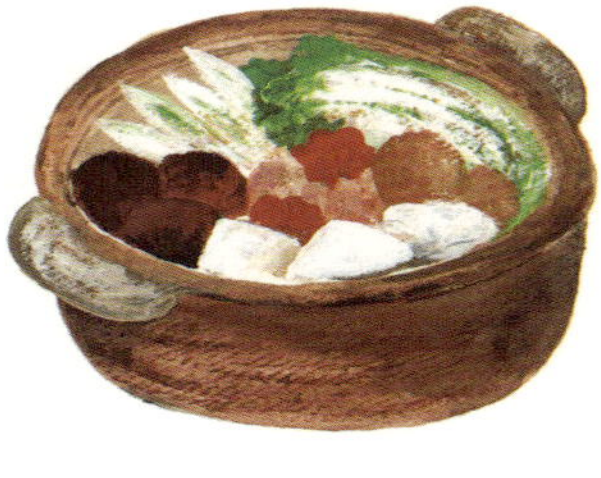

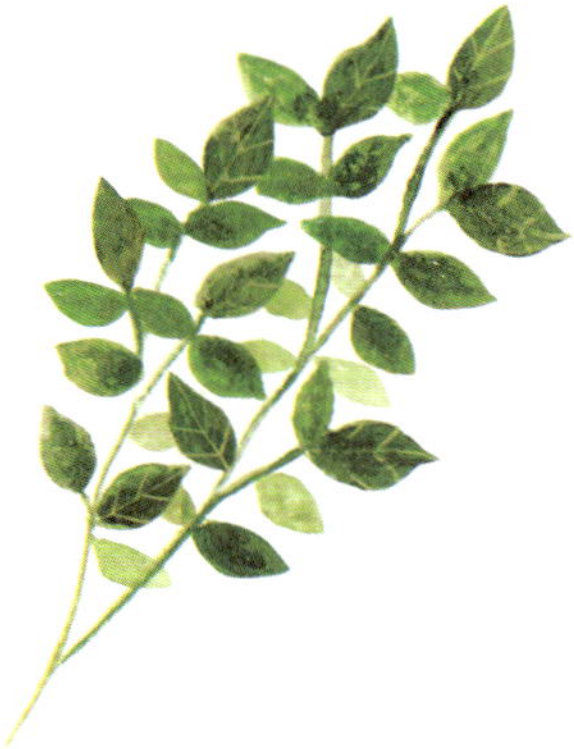

第一章

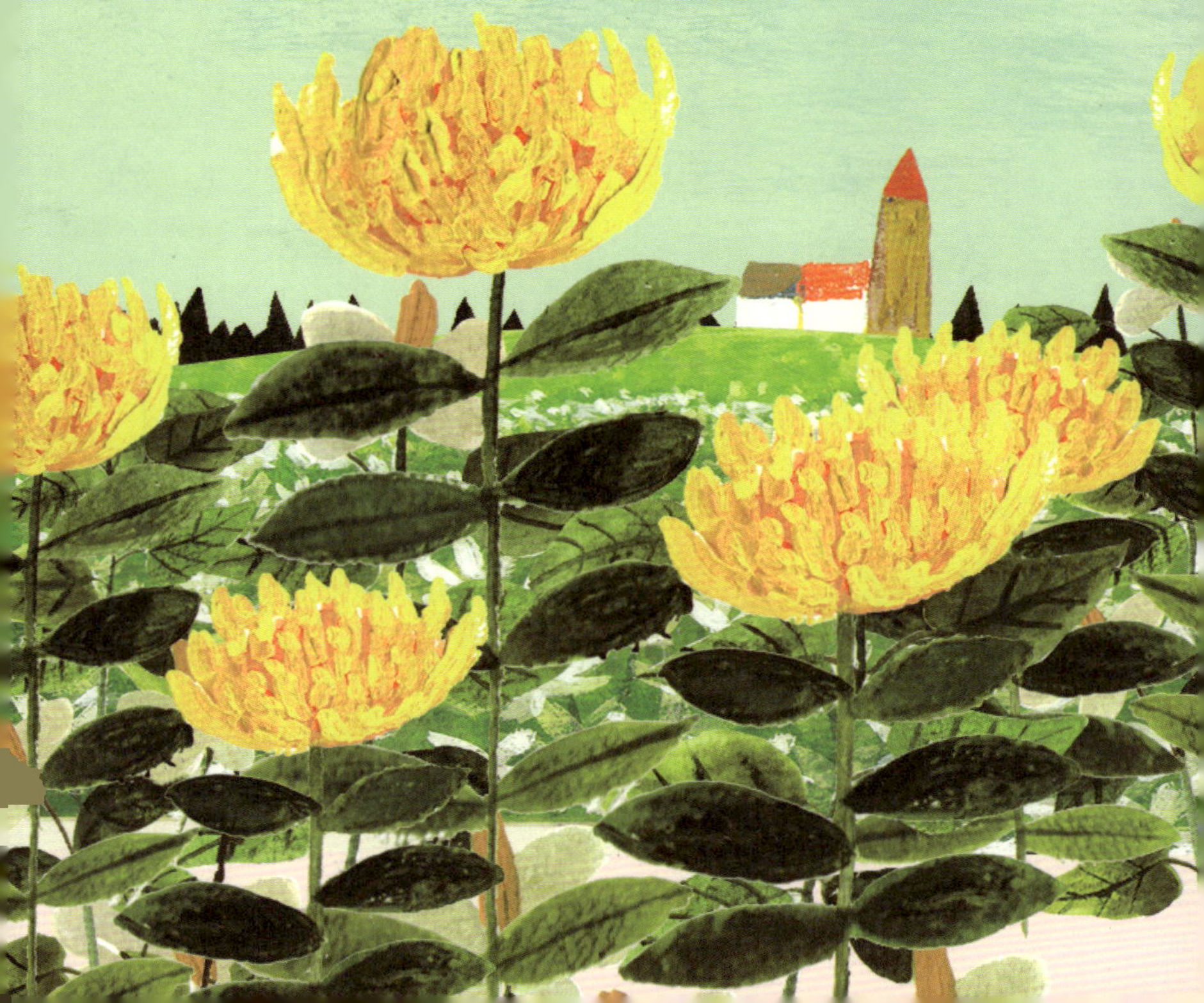

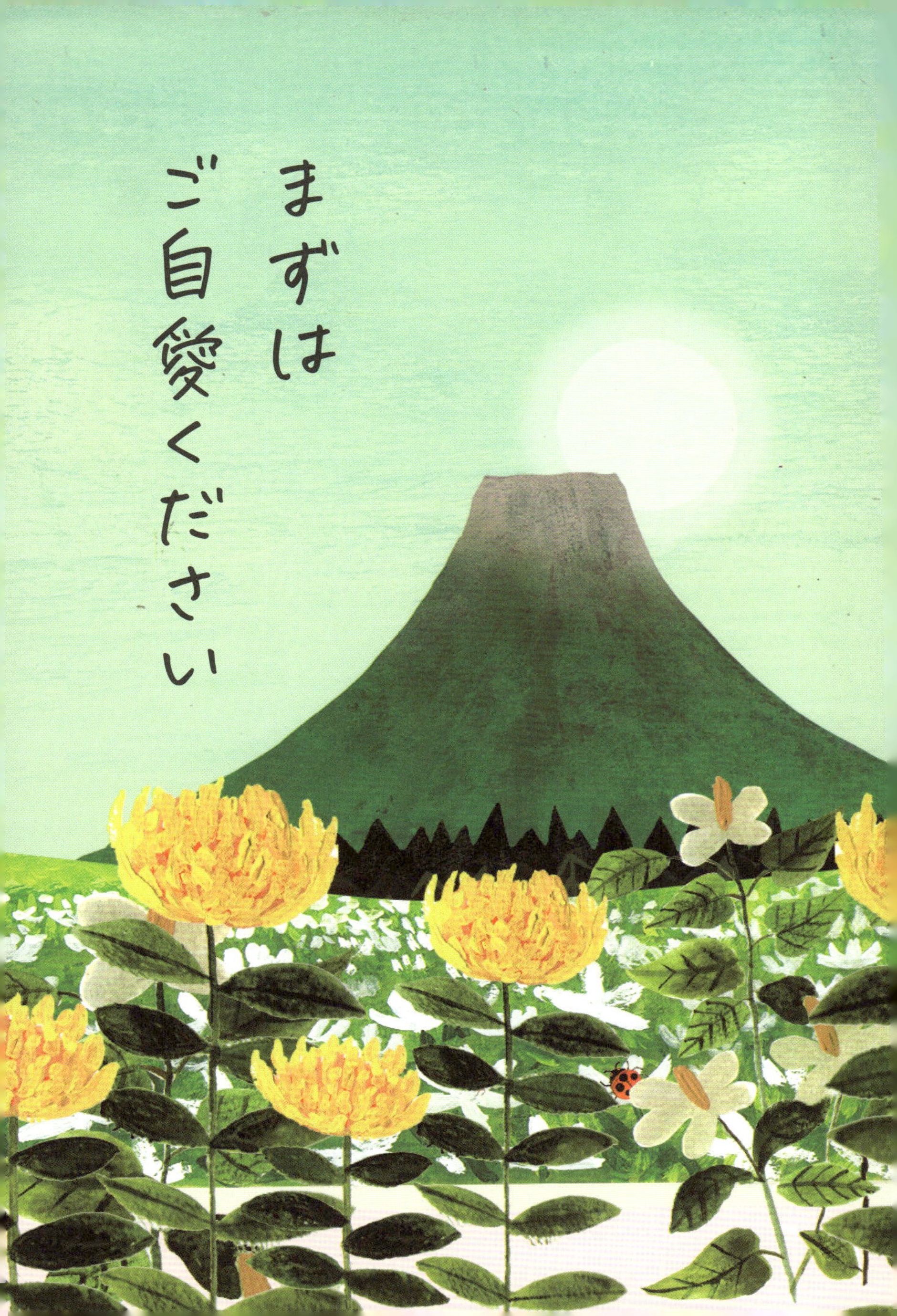
まずは
ご自愛ください

体調でお悩みのあなたへ

40代、50代の頃は男性も女性も、一番心身共に変化がある時代だと思います。

かわいかった子どもはこの頃少し生意気になり、少し倦怠期に入った夫婦間の問題、口うるさい姑や小姑など親戚関係、自分や夫の両親の介護なども出てくるかもしれません。

またママ友や職場の人間関係、役職への責任、定年後の経済などは精神的肉体的な不調につながることもあります。


このようなライフステージの変化に加えて、少し

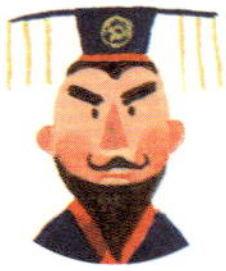

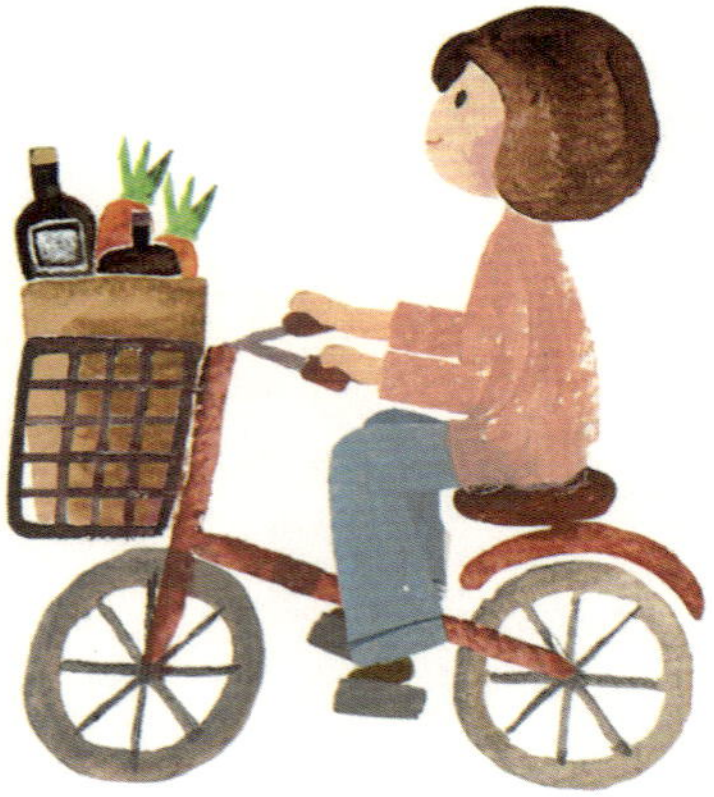

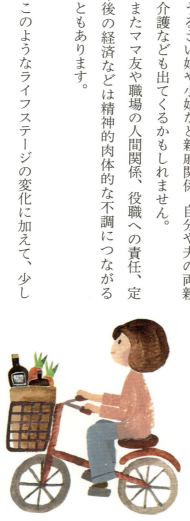

ずつ感じてくる肉体的な老化への変化に向き合い、途方にくれていらっしゃるのではないでしょうか？

お察しします。

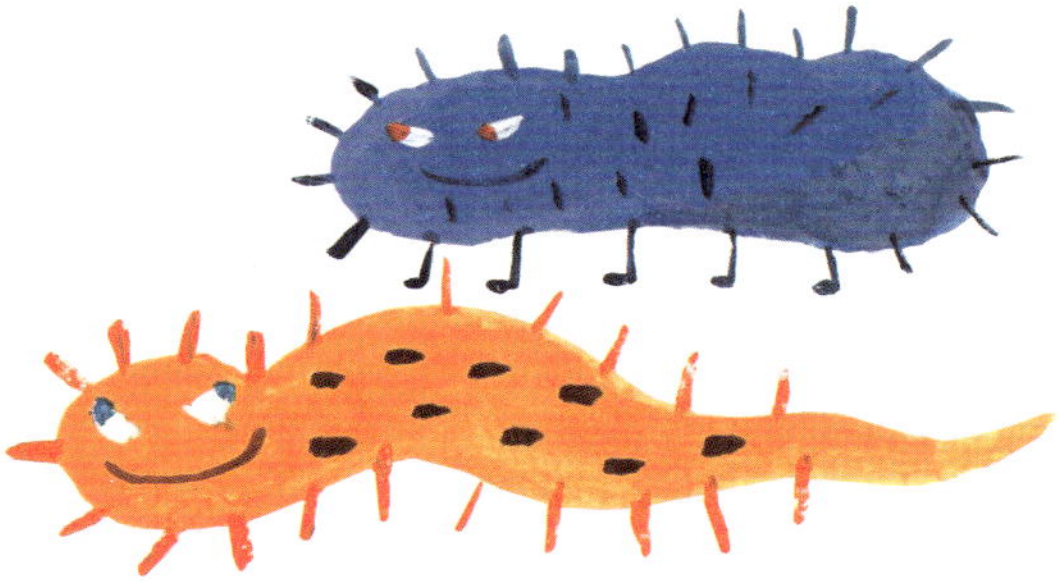

現在、医学の発展は素晴らしく、日々新しい治療法が研究され、科学的な検査でミクロの疾患まで見つけ出し、手術で取り除いてしまうことも可能になりました。
しかし、この年齢の多くの方が感じている不安感やイライラなど、心の悩みに関してはどうでしょうか？
私は、漢方の長所を一言で説明させていただくとすれば、「心にも体にも優しい」治療ができるという点だと考えております。

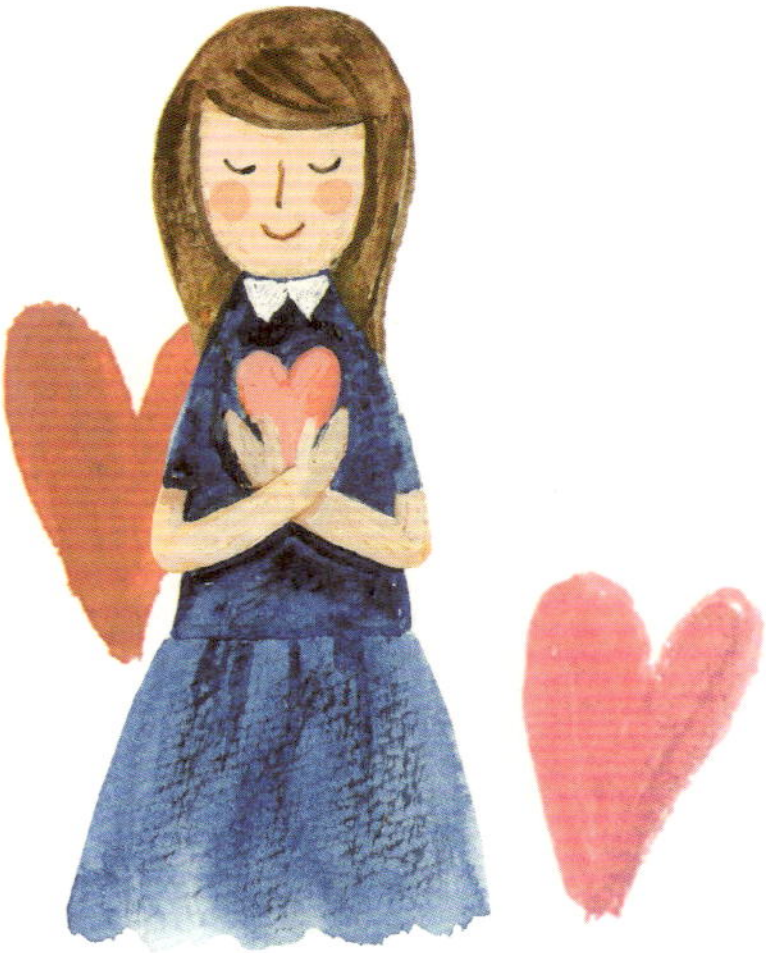

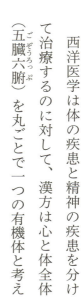

西洋医学は体の疾患と精神の疾患を分けて治療するのに対して、漢方は心と体全体（五臓六腑《ごぞうろっぷ》）を丸ごとで一つの有機体と考えるので、優しい治療ができるのです。

今回私は、皆様の体の不調と心の不調に対して、どうしてそのような不調が起こるのか、ご一緒に考え、皆様のお力になりたいと考えております。

私はこの本を読んでいただいた皆様に、私の経験や勉強してきたことをお話しし、読んでいただいた後に「よかった～」と思っていただけたらと願っております。

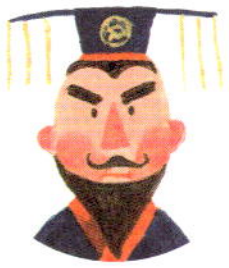

あなたのお悩みは何ですか？

40代、50代の皆様からは、めまいや頭痛など肉体的な不調だけでなく、不眠や不安感など精神的なお悩みのご相談を多く頂きます。

なぜ、そのようにいろいろな不調が起こってしまうのでしょうか？

その理由は、この年代に起こる**「バランスの乱れ」**から、体のあちこちに不調が起こりやすくなるのです。

特に、**「気血水《きけつすい》」**のバランスの乱れ（47ページ以下参照）を、ぜひチェックしてみてください。多くの項目に思い当たるところがありませんか？　症状と共に基本的な原因を挙げていますので、参考になると思います。

私自身の例をお話ししますと――

私は20代の頃は、便秘や生理不順、冷え性、繰り返す膀胱炎などがありましたが、特に気にすることなく過ごしていました。しかし、結婚して流産を繰り返し、その時から漢方の勉強を始めたのです。

漢方を勉強してわかったことですが、私の場合、冷え性や生理不順、膀胱炎などが起こる背景に、基本的には胃腸が弱く働きが悪い**「脾虚《ひきょ》」**という体質がありました。

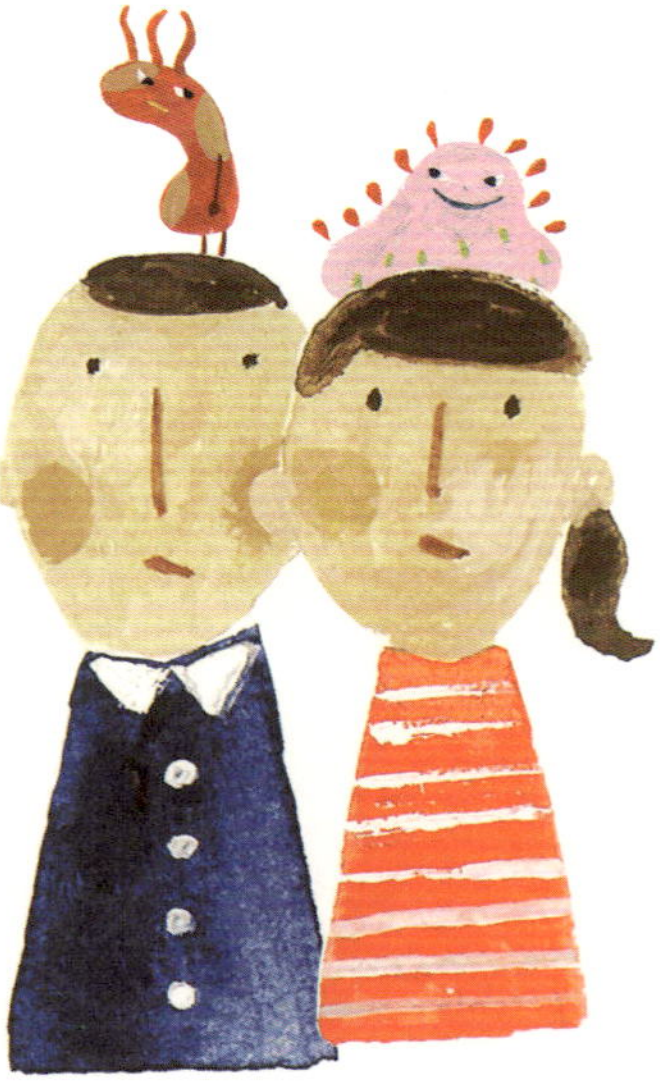

脾虚の体質は「血」や「気」の生産ができなくなるので、**「血虚《けっきょ》」**や**「気虚《ききょ》」**という体質が、さらに水を運搬する働きが悪くなると**「水毒《すいどく》」**の体質も生まれます（50ページ参照）。

結果として、いろいろな不調が起こってしまう結果になるのです。

私は今でも、ハードスケジュール（ほとんど遊びが多いのですか）が続くと、雨降りの日や曇りの天気には水毒の影響によって、体が重だるくなったり、軽いめまいなどが起こることがあります。また疲れが続くと気虚や血虚による、集中力の低下や目の疲れなどがひどくなります。

その対策として、私は水毒を改善するハト麦や小豆や黒豆を常備したり、気虚や血虚の対策にキャロットラペやキャベツのザワークラウトなどを冷蔵庫や冷凍庫に常備しています。

また「五苓散《ごれいさん》」「平胃散《へいいさん》」「補中益気湯《ほちゅうえっきとう》」「帰脾湯《きひとう》」などの漢方薬を3日分くらいずつ常備して、調子の悪い時に服用するなどの工夫をしています。

漢方は長く続けないと効かないと思っていらっしゃる方が多いようですが、ご自分の体質を知れば、毎日の工夫で改善できるのです。

私は「ちょい足し薬膳」「ちょい足し漢方」で、毎日の生活を楽しんでいます。

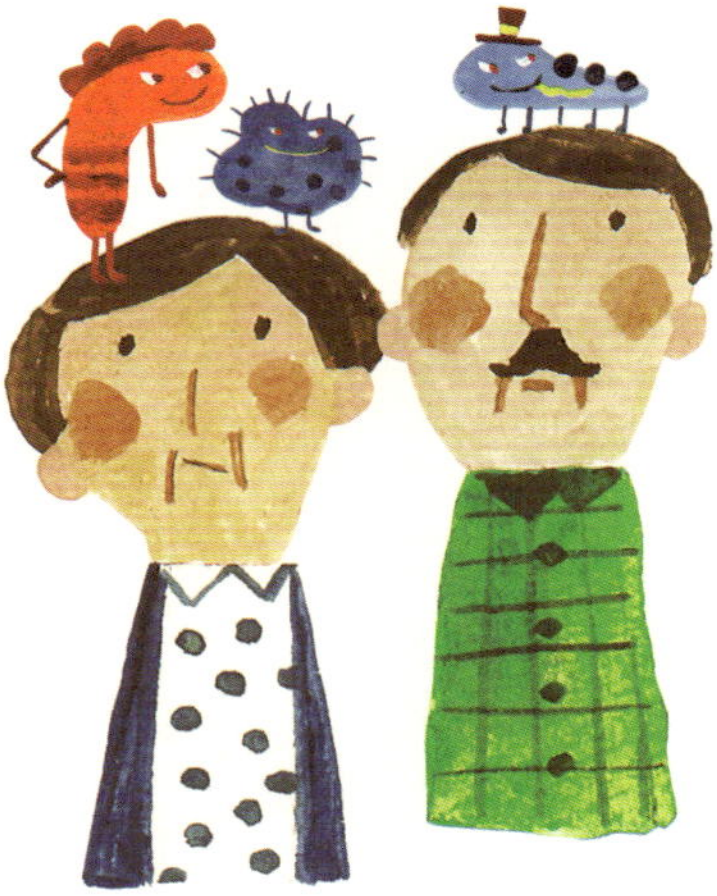

皆様の中には体の不調だけではなく、精神的な不調をお持ちの方もいらっしゃることでしょう。

中には、内科や婦人科、皮膚科、整形外科、皮膚科、整形外科等の他、心療内科に通院されている方もいらっしゃるかもしれません。

血虚や気虚の体質は、疲れや便秘、頭痛、肩こり、肌荒れやシミだけでなく、精神的な不安感や不眠などの原因にもなるのです（血虚と貧血の違いや、気虚・血虚で起こりやすい症状などは、それぞれの項でお知らせいたします）。

私は多くのお客様から「体質が改善したら、精神的な悩みも改善した」というお喜びの声を頂いています。

このように漢方の長所は、まさに「体にも心にも優しい治療」ができる点だと思っています。

私自身、漢方を勉強して一番の成果は、体の調子が良くなっただけでなく、性格が前向きになり、落ち込みや不安感が少なくなったことです。

性格が変われば行動も変わるといわれますが、友人達との集まりにも積極的に加わるようになり、現在は多くの方とのご縁をいただき、楽しく過ごしています。

そして、今まで考えていても実行できないでいた〝本の出版〟を思い立って計画し、実行してしまったのです。

若い頃の消極的な性格を思い出すと、自分でもびっくりしています。

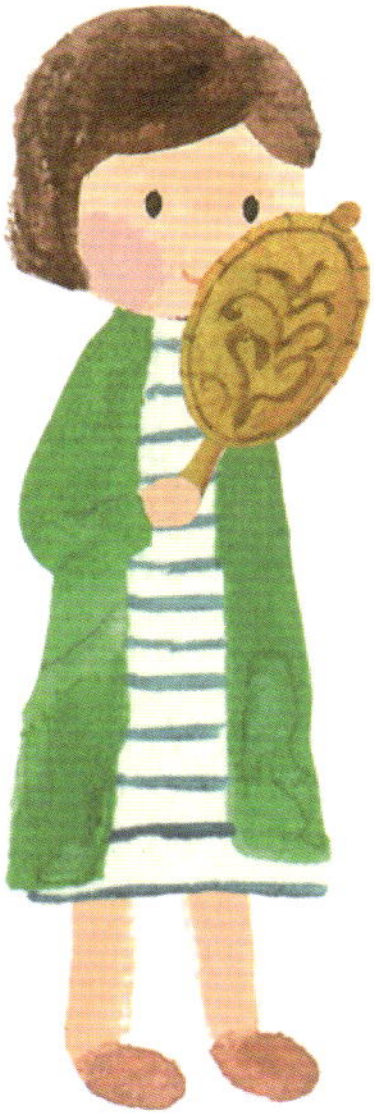

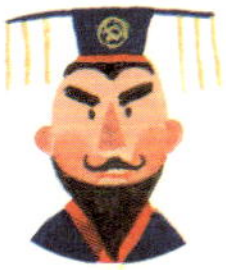

原因ありて結果あり

体に不調が起こったときは、まずその不調を楽にして、次にその原因を探し出して治療するという方法が基本になります。

一時的に起こっている痛みなどの症状を治す方法を「標治《ひょうち》」といい、その後、その痛みや腫れの原因を治療する方法を「本治《ほんち》」といいます。

例えば、血が不足した血虚の方や元気のない気虚の方でも、一時的にストレスでお腹が張って痛むときは部分的な気滞（ストレス）を改善して痛みを取り去り、次に原因となっている気虚や血虚の改善に取りかかるのです。

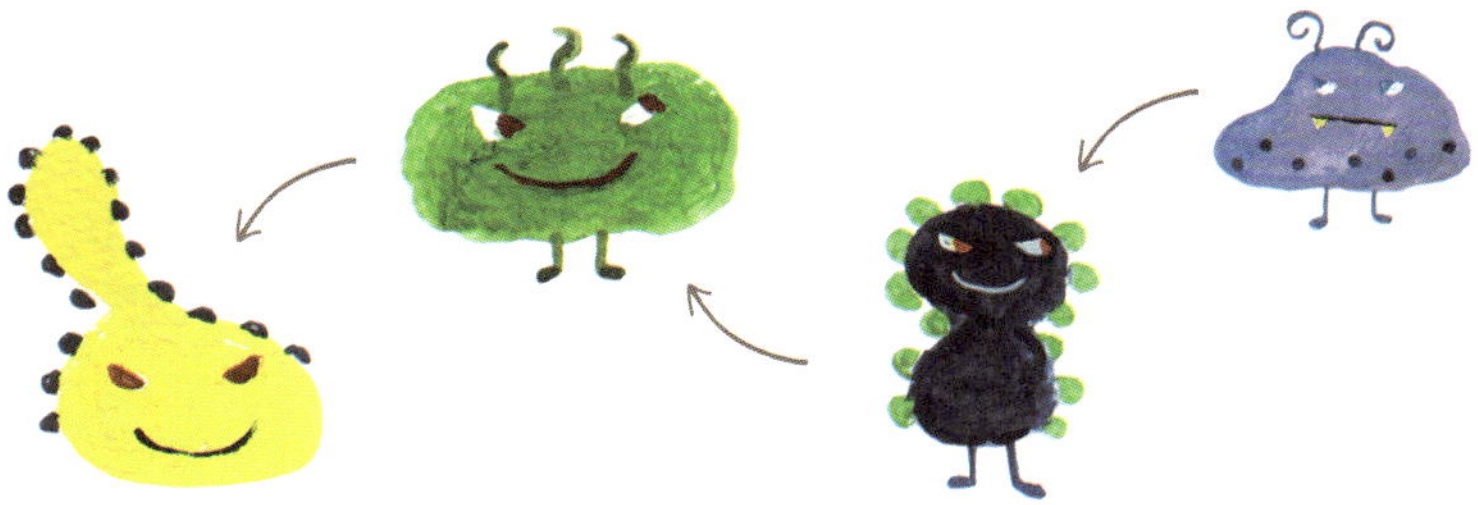

また、一つ一つの疾患はつながっていることが多く、例えば、慢性の頭痛、めまい、肩こり、不安感、肌荒れなどさまざまな不調をお持ちの方が、血が不足している血虚という体質を「本治」で改善すると、全ての症状が改善するという例をたくさん経験してきました。

西洋医学はすぐ効果が出ることに対して、漢方の長所は体質改善とよく言われますが、まさにその通りだと考えております。

このように、体の不調はいろいろな原因の組み合わせで起こっていることが多く、漢方薬の中には、ストレスが原因で瘀血になっている「気《き》滞《たい》血《けつ》瘀《お》」、気虚も血虚もある「気《き》血《けつ》両《りょう》虚《きょ》」など複数の原因を治療する薬もあるのですが、いくつかの漢方薬の組み合わせが必要になることもあります。

ご相談はお話を伺う「問診」が中心になりますので、かなり時間がかかってしまうこともあり、申し訳なく思います。

※この本でお勧めしている漢方薬や生薬の例は、私たちの薬局で使っている薬の一例を挙げておりますが、その他にも、症状によって使う薬があります。また、いろいろなお考えのもとに、他の漢方薬や生薬をお勧めする専門家もいらっしゃいますので、かかりつけの専門家にご相談ください。

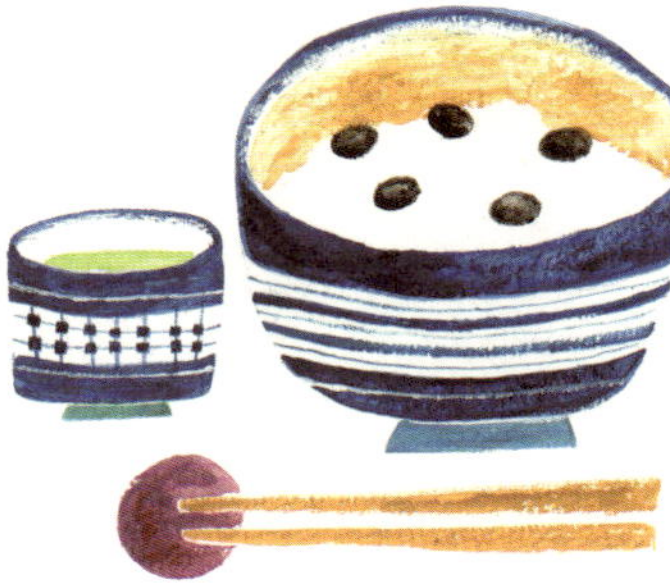

どのような場合でも、**根本的には「食事の改善」が一番大切**です。食事は体質改善の一番の治療法になります。なぜなら食事は毎日否応なくとるわけですから。

２４２ページ以下にそれぞれの体質改善にお勧めする食材を載せましたので、現在の不調や将来起こりうる不調の改善にお役立てください。

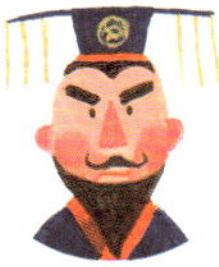

不調の原因を知りましょう

始めに、なぜこの年代にいろいろな不調が起こるのか、考えていきたいと思います。

40代後半から50代初めには、いわゆる「更年期」と呼ばれる期間があり、いろいろな不調が起こる方がいます。

急に暑くなって汗がふき出るという症状や、原因不明の頭痛、めまい、不眠、精力減退、ED（勃起障害）、生理不順、急に増えてきたシミ、シワ等の肉体的な不調や、なんとなく憂うつ、なぜかイライラする、いつも不安感がある、何もやる気が起きない等の精神的な不調が出る方もいます。

あなたはいかがですか？

なぜ、この年代に不調が起こりやすいのでしょうか？

病院で検査しても原因がわからないときに、「更年期症状（更年期障害）」とか「自律神経失調症」ですよ、と言われることが多いようです。

その一番の原因はホルモンのバランスの乱れですが、この年代ならではの子離れや夫との関係、将来への不安などの環境やその人の性格なども原因になるようです。

また、自律神経失調症はどの年代にも起こるものなので、更年期症状はこの年代に起こる自律神経の失調と言ってもいいでしょう。

ちなみに更年期症状も自律神経失調症も、正式な病名ではないそうですよ。

ところで、この**更年期症状や自律神経失調症の治療について、漢方は得意とする分野**です。

漢方の得意分野は、検査の結果「病名」はつかないけれども、頭痛やめまい等の体の不調や、イライラや不安など心の不調があるときに、それらに対して優しい治療ができることだと考えます。

それでは、西洋医学と漢方の両方から、この年代に起こる不調の原因を詳しく見ていきたいと思います。

最初の二つは西洋医科学から、次の三つは中医学から考えられる原因です。

※「理論は苦手…」という方は、ここの部分は飛ばして、後でその都度読み返してください。

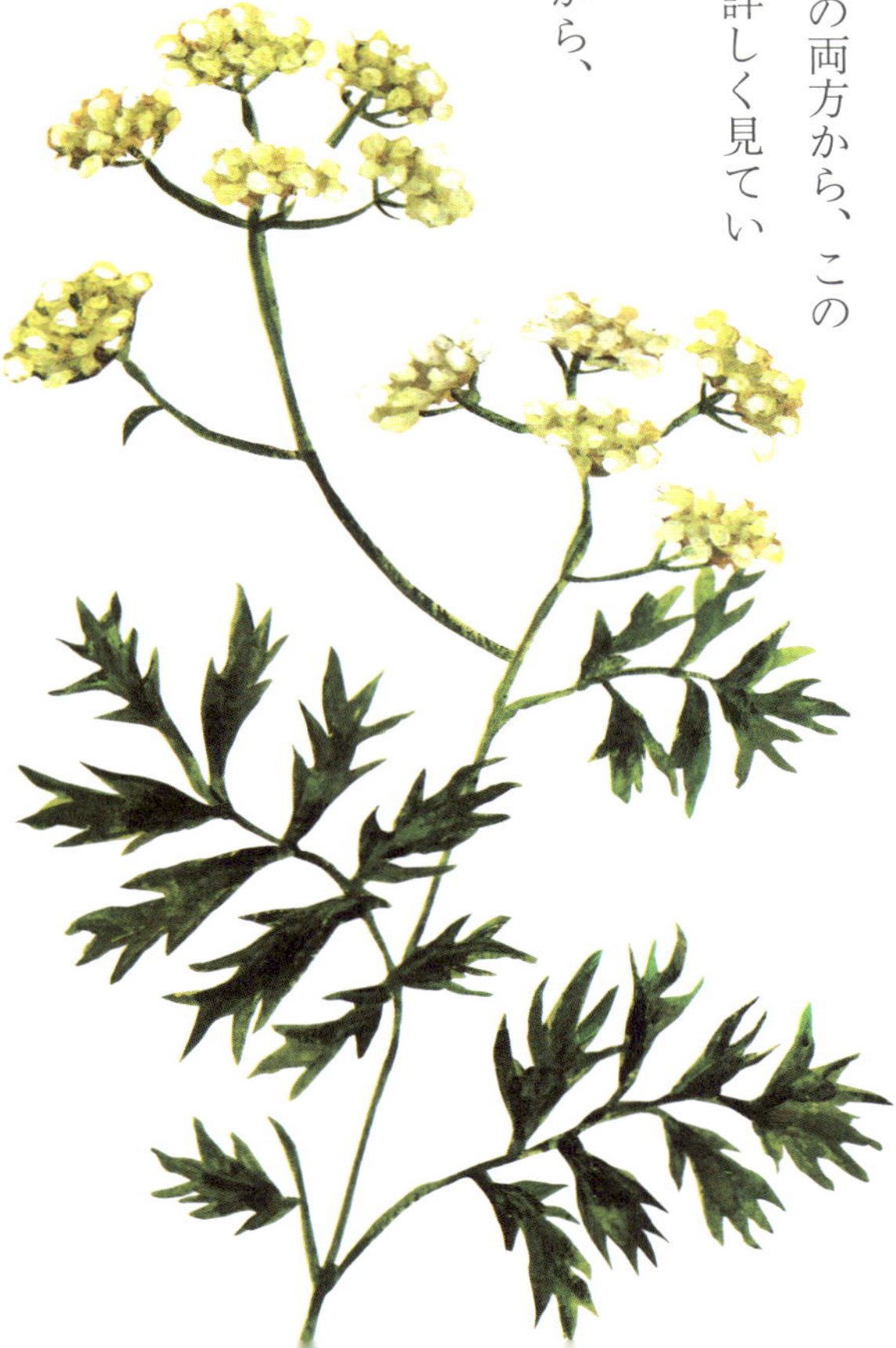

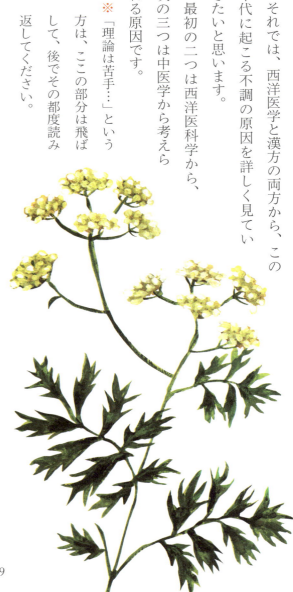

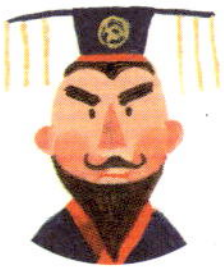

ホルモンのバランスの乱れ

女性の更年期とは、閉経の前後10年くらいの間（45歳くらいから55歳くらい）のことをいいます。

西洋医学では、この年代の女性の不調は、卵巣の機能の老化、つまり**女性ホルモンのバランスの乱れ**が原因と考えられています。

女性ホルモンのエストロゲン（卵胞ホルモン）の分泌は20代後半がピークになり、40歳を過ぎた頃から衰えはじめ、その後45歳くらいから急激に減少して、月経が早く来るようになったり、極端に月経血が多くなったり、逆に少なくなったり、月経の日数が少なくなったりといった変化がみられるようになります。そのうち、1か月間が空いたり、2か月来なかったりする変化を経て、やがて閉経に至ります。

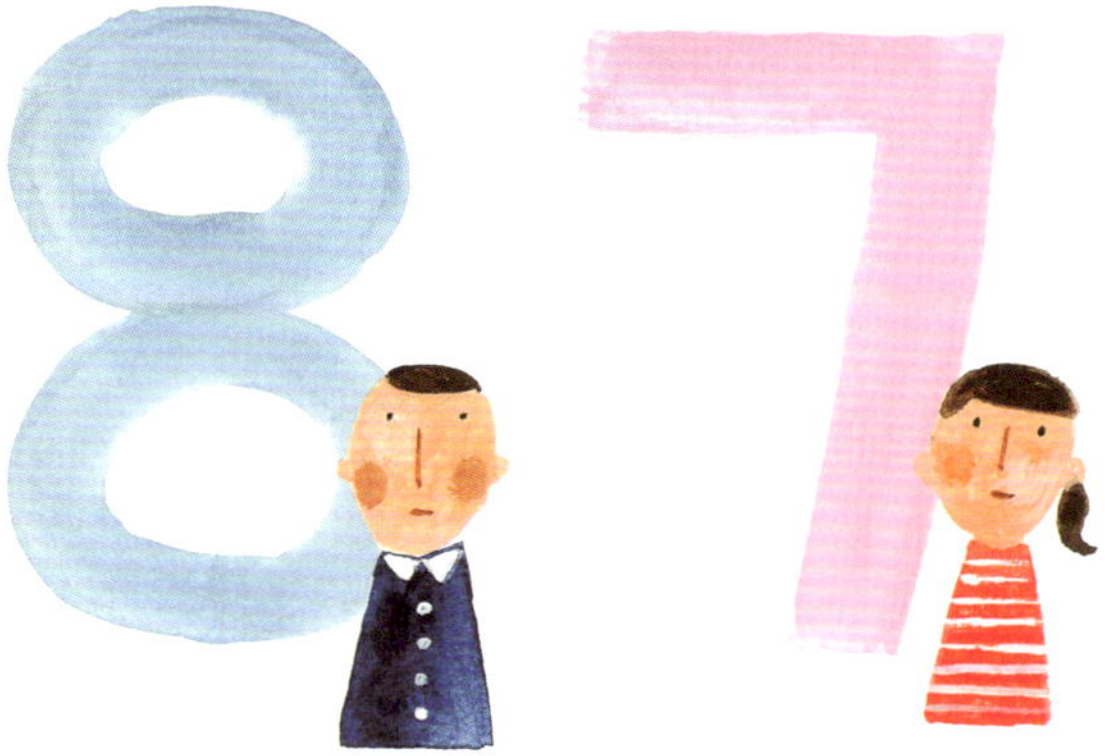

文献にもよりますが、閉経の平均は50歳前後といわれています。驚くことに、この閉経の年齢は２０００年前から変わっていません。

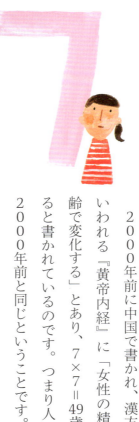

２０００年前に中国で書かれ、漢方のバイブルともいわれる『黄帝内経』に「女性の精は**7の倍数**の年齢で変化する」とあり、７×７＝49歳くらいで閉経すると書かれているのです。つまり人の体のしくみは、２０００年前と同じということです。

一方、男性にも更年期はあります。同じく『黄帝内経』に、「男性の精は**8の倍数**の年齢で変化する」とあり、８×７＝56歳くらいで精機能が衰えると書かれています。

実際には男性ホルモンの「テストステロン」の低下

が、更年期の原因になります。

症状は女性と同じような症状と性欲低下、ＥＤ、集中力の低下などがあります。

しかし男性の場合はまだあまり更年期という意識が浸透しておらず、また「不調を訴えるのは男らしくない」と思いなかなか相談できない方もいらっしゃるようです。

この女性ホルモン・男性ホルモンは、次に説明する「**自律神経**」と密接に関係しています。

というのも、ホルモンと自律神経は脳の「視床下部」というところに中枢があり、お互いに影響しあっているからです。

それで女性ホルモンと男性ホルモンの乱れは、自律神経による不調につながったりするのです。

このことからも、更年期症状は、ちょうど更年期に起こる自律神経失調症と言い換えてもいいでしょう。

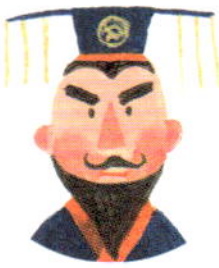

自律神経のバランスの乱れ

いつも不安感がある、なかなか寝つけない、時々理由もなく動悸がする、理由もなくイライラする、うつうつする、頭痛が続く、冷え・のぼせがある、精力減退、ＥＤ、疲れが取れない、やる気が起きない、肩がこる、焦燥感などなど……。

このような症状が出て、病院で検査しても原因がわからないときに、**自律神経失調症**と説明される方は多いです。

人間には「**ホメオスタシス**」といって、外界からの気候の変化や内部の精神的なストレスに対して、例えば暑いときには毛

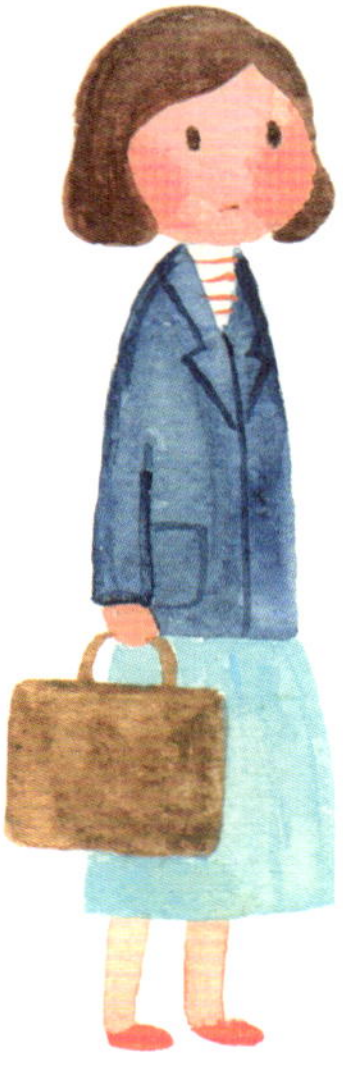

穴を開いて汗をかき体を冷やす、寒くなると毛穴を閉じて体を温める、お腹が空けば食べたくなるなど、いつも体の状態を一定に保っていようとする働きがあります。

このホメオスタシスを担っている働きの一つが、自律神経です。

自律神経は循環器、呼吸器、消化器などの活動を調整するために、自分の意志でコントロールできない、自律して働いている神経です。もし自分の意志でコントロールできたとしたら、そそっかしい人が呼吸を忘れてしまったり、心臓を止めてしまったりして大変ですからね。

自律神経には「**交感神経**」と「**副交感神経**」の二つがあります。

主に昼、バリバリ仕事をこなせるように血圧を上げたり、心拍数を上げたりと働いてくれるのが交感神経です。

一方、主に夜、体をメンテナンスしてくれるのが副交感神経で、血圧を下げたり、心拍数を低下させたり、筋肉を弛緩させたりするために働いています。

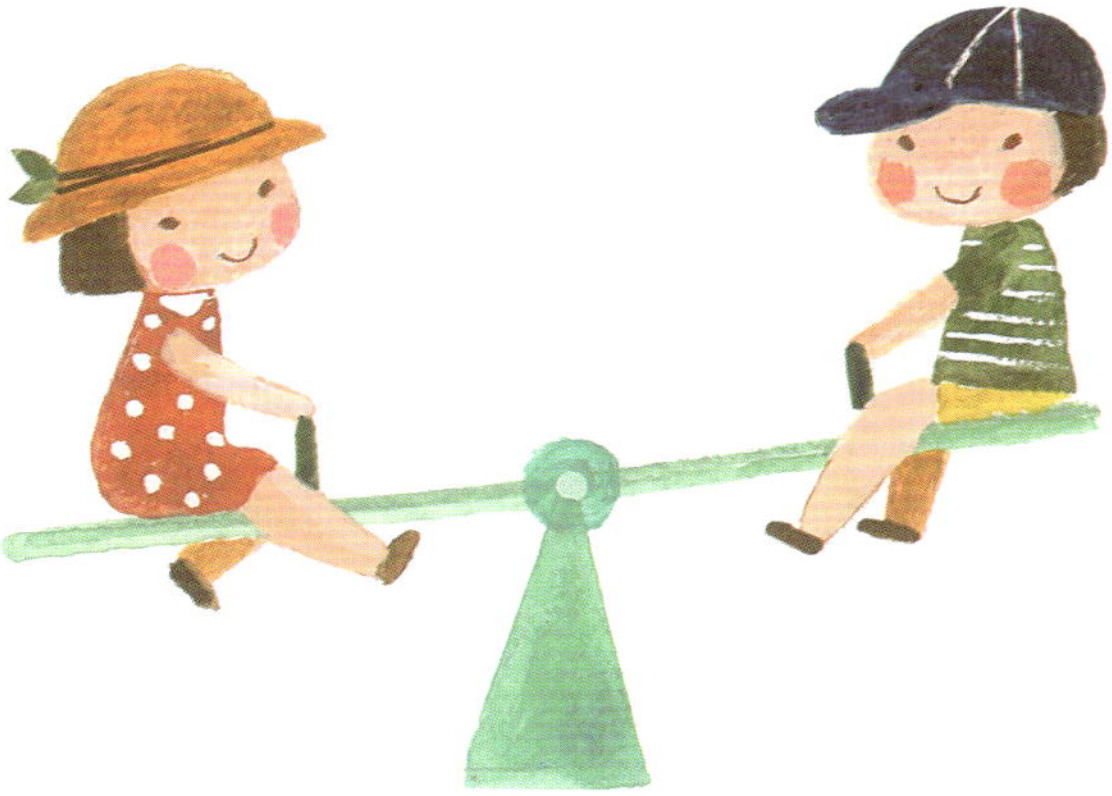

この交感神経と副交感神経は、シーソーのようにバランスを保っています。

自律神経が失調すると、この二つの対立する神経がバランスを崩して、いろいろな症状が出てくるというわけです。

例えば、交感神経の働きが強くなりすぎると、動悸、息切れ、不眠、食欲不振、イライラ、冷え、のぼせ、高血圧、不整脈などが出てきます。

一方、副交感神経の働きが強くなりすぎると、気力の減退、体がだるい、低血圧などの症状が出てきます。

そして、ここでもう一つの問題があります。

自律神経は大脳皮質、大脳辺縁系からの情報をキャッチして、体に対処するように働いています。

この「大脳」が関係することが、問題になるのです。

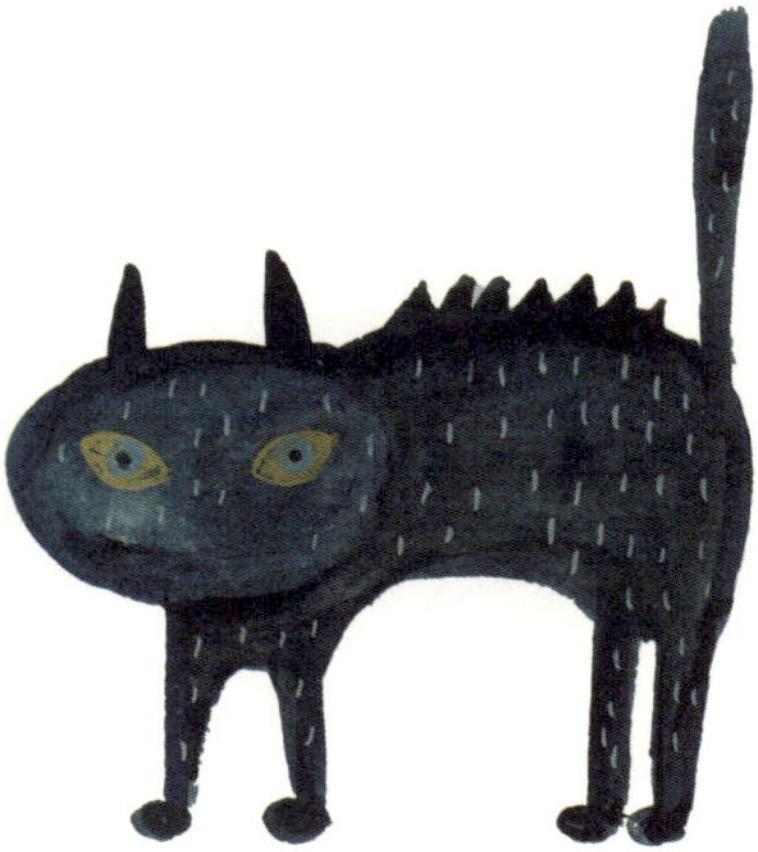

例えば野球の選手がバッターボックスに立つときは交感神経がフル活動して心拍数が上がり、血圧は上昇してボールをよく見るために瞳孔が開き、興奮状態になります。
猫が屋根の上で喧嘩をしたときを想像してください。目がらんらんと輝いて、背中の毛が立って、とびかかる姿勢をとりますよね。これは動物が生きていくために必要不可欠な一連の動きです。

しかし一番大事な場面でホームランを打てなかったり、期待を裏切る失敗ばかりが続くと、大脳皮質からは、いつもマイナスの記憶を自律神経に伝達するようになります。

すると大脳皮質から伝えられる情報は、いつも悲しみや恐怖などになり、試合のことを考えただけでも、めまいや吐き気、動悸などが起こってしまうようになるのです。

ある人は交通事故で両親を亡くし、テレビで交通事故の中継を見ただけで、心臓がドキドキしてしまうと言います。

また、狭いところに閉じ込められた経験があり、電車に乗ると息苦しくなるとおっしゃる方もいます。

また先ほどもお話ししましたように、ホルモンと自律神経は脳の視床下部というところに中枢があり、お互いに影響を及ぼしあっているといわれています。つまりホルモンのバランスが崩れると自律神経に影響し、また逆もありうるということになります。

現在のところ、自律神経失調症を治療する特効薬はありません。

なぜなら、交感神経を刺激する薬を使えば、副交感神経に支障が出たり、逆のこともありうるからです。また、自律神経は一日中絶えずバランスをとって働いているので、一時的にどちらかを優位にする薬を使っても意味がないからです。

現在では、症状に対して頭痛薬や吐き気止めなどを出す対症療法や、不眠、不安感、イライラなどの心の問題に対する抗不安薬、抗うつ剤などがファーストチョイスになっています。

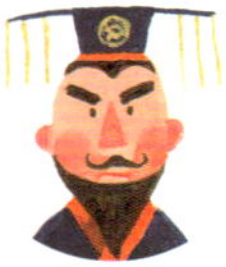

陰陽《いんよう》のバランスの乱れ

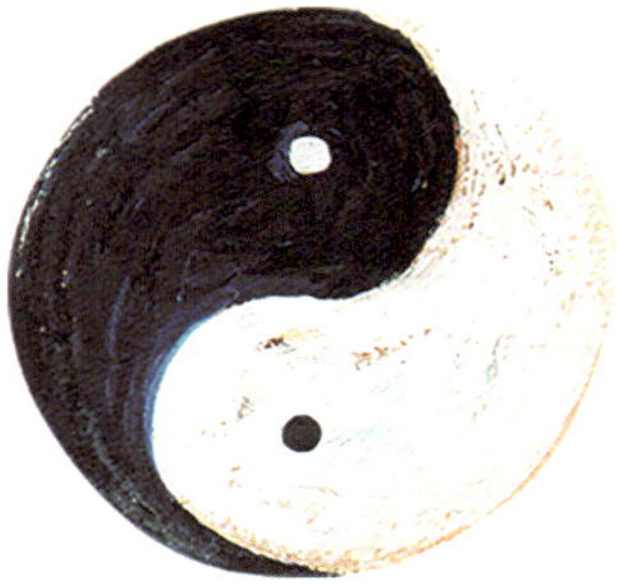

漢方の基本的な考えに「陰陽《いんよう》五《ご》行説《ぎょうせつ》」があります。
この説は漢方だけでなく、易学、方位学、風水、八卦などなど多くの学問の基礎になっているので、ざっくり説明します。

まず「陰陽説《いんようせつ》」から。

これは、「すべての物や事象は陰と陽という二つのカテゴリーに分けられる」という考えです。

宇宙に存在するものはすべて、陰と陽の関係があり、お互いにバランスをとっているというのです。

例えば太陽と月、男と女、上と下、高いと低い……宇宙も人間も、いつもこのバランスの中で調節をしあいながら存在しているということです。


人間の関係でいえば……

陽タイプの人は、性格が陽気、興奮しやすい、活動が好き、いつも緊張している、ストレスに対抗する、など。

陰タイプの人は、性格が陰気、沈静、静養が好き、いつもリラックスしている、ストレスがあると落ち込む、など。


陽気と陰気、興奮と沈静、活動と静養、緊張と安静……これって、交感神経と副交感神経の関係と同じですね。

つまり漢方では2000年も前から、体のバランスについて考えられていたのだと言えます。

陰陽のバランスはどちらに傾きすぎても問題がありますので、漢方の治療では足したり、除いたりして中庸《ちゅうよう》を目指すことになります。

漢方の治療にはこの陰陽説が応用されます。

例えば、生理の痛みの原因が、血液が不足している血虚だった場合には、血液を補充してあげる補血《ほけつ》という方法をとります。気力が衰えて何もしたくない気虚の方には、元気を足してあげる補気《ほき》という方法をとります。これらは陰陽でいえば「不足と補充」という関係で、補充してバランスを取ってあげるのです。

冷え性の方に対しては体を温めてあげる、暑がりの人に対しては体を冷やしてあげる。これは「暑いと寒い」の関係です。

イライラの原因が気が滞っている「気滞《きたい》」である場合は、気を流してあげる「行気《こうき》」という方法を使います。「溜まると流す」の関係になります。

これらの治療ではあくまで「中庸」、バランスが大事になります。余り過ぎても足りな過ぎてもだめなのです。

陽タイプの方は、一般的に食欲旺盛、人付き合いが良い方が多く、飲みすぎ食べすぎによる肥満や、生活習慣病になりやすく、未病に気がつかず、頑張りすぎる方が多いように感じています。

陰タイプの方は、食が細く、疲れやすく、気力の低下から、消極的な性格になりますが、無理をしない生活を心がけるので、長生きする方が多いように感じます。

あなたはどちらのタイプでしょうか？

どっちもどっち。中庸が良いようです。

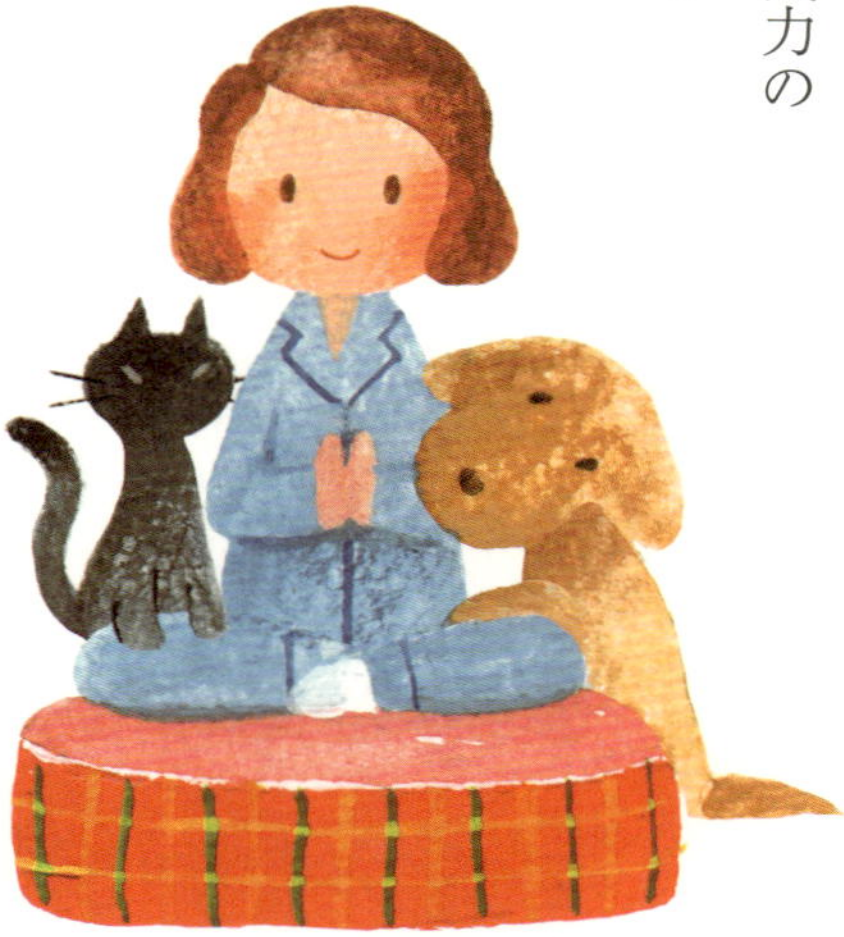

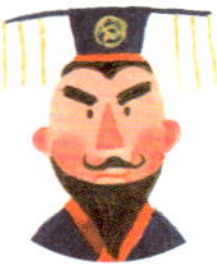

五臓六腑《ごぞうろっぷ》のバランスの乱れ

「五臓六腑に染み渡る」という言葉がありますが、**「五臓六腑《ごぞうろっぷ》」**とは「体全体」という意味になります。

漢方では**「整体観念」**といって、五臓六腑を宇宙の中の一つの有機体と考えています。

これは、人体は五臓六腑が丸ごとで一つになって、周りの影響を受けながら生命を維持しているという意味です。

人間が宇宙を支配しているという大それた考えではありません。

「整体観念」では、さまざまな働きを持つ「五臓《ごぞう》」がワンチームとなって私たちの体を守ってくれていると考えられています。

五臓は「肝《かん》」「心《しん》」「脾《ひ》」「肺《はい》」「腎《じん》」の五つからなりますが、これらはいわゆる解剖学的な肝臓、心臓、脾臓、肺臓、腎臓とは異なります。

ざっくり言えば次のような役割分担を持っていて、経絡という電線のような連絡網を通じて、体全体でバランスを取り合っています。

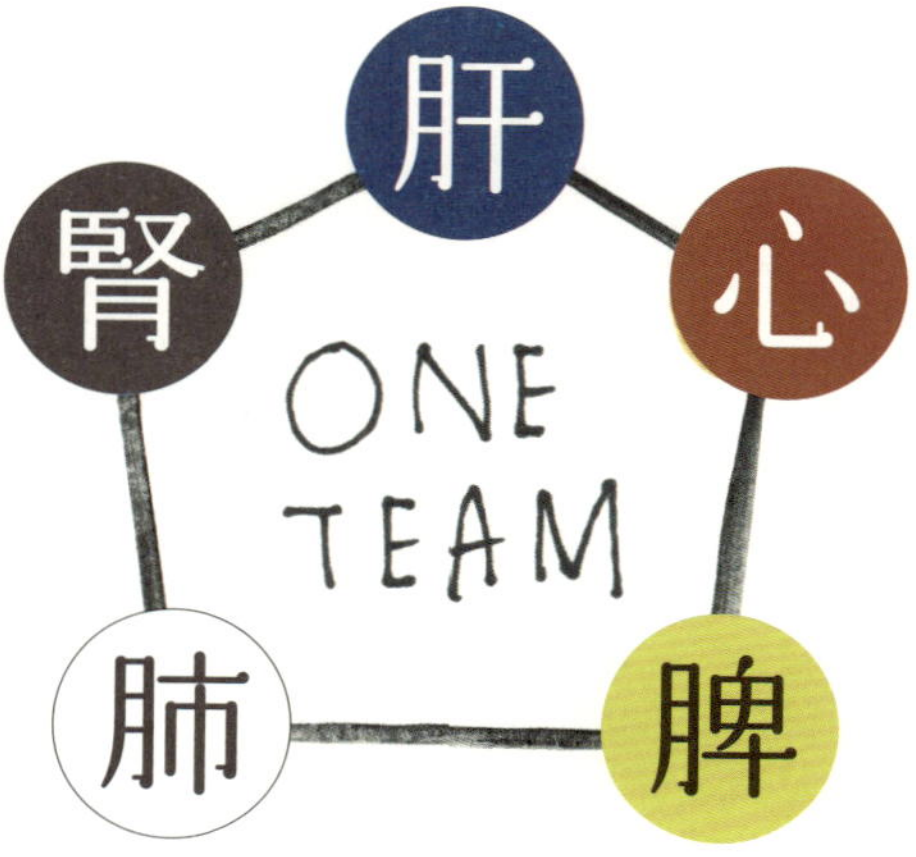

肝《かん》の働き

「肝」は、気を全身にスムーズに巡らせて、怒りやイライラなどの感情をコントロールする働きと、血を貯蔵して全身の血量を調整する働きがあります。

心《しん》の働き

「心」は、血を全身に巡らせる働きと、精神を安定させる働きがあります。

脾《ひ》の働き

「脾」は、食べた物を消化吸収して栄養物（水穀の精微）を作り出し運搬する働きがあります。この働きが悪くなると「気虚《ききょ》」や「血虚《けっきょ》」「水毒《すいどく》」といった症状が出やすくなります。

また、内臓や組織が下がらないように維持する働きがあります。

肺《はい》の働き

「肺」は、全身や皮膚に水や栄養物を行きわたらせる働きと、体表を守って風邪や病原菌など外邪の侵入を防ぐ働きがあります。

腎《じん》の働き

「腎」は、親からもらった「精《せい》」を蓄えています。

「精」は成長、発育、生殖などを受け持ち、性行為、妊娠、出産、老化などに関係しています。また脾と肺と連携して、水分の代謝の働きを受け持っています。

これら五臓は「ワンチーム」として、私たちの体のどこかに不調があれば、直ちに一丸となってカバーしあうというシステムを持っています。

このしくみがあったからこそ、人間はさまざまなストレスを受けながら、何千年という年月を生きのびてこられたのです。

これが「整体観念」という、漢方の哲学的な基本理論です。

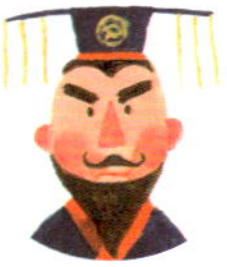

気《き》血《けつ》水《すい》のバランスの乱れ

五臓六腑がバランスをとって働いてくれるために必要なのが「気《き》」「血《けつ》」「水《すい》」です。
漢方では、「気」「血」「水」は体に必要な基本物質と考えられています。
この基本物質が、体に必要な栄養やエネルギーや潤いを運んでいるのです。

そこで、この三つのバランスが崩れると、次のような体質が生じます。

気《き》虚《きょ》（体内の気が不足する）

「気」は、血と水を載せて体中に運んでいるエネルギーです。
栄養不良、大病や長い病気が続いたとき、ハードワークが続いたときなどは、「気」

の力が低下します。

疲れやすい、集中力の低下、食後に眠くなる、風邪などをひきやすい、日中に暑くないのににじわっと汗をかく、など。胃腸の弱い方は食欲不振、消化不良、むくみなども起こりやすくなり、内臓などを引っ張り上げる力が低下すると脱肛や子宮脱などが起こりやすくなり、ポッコリお腹、バストや頬がたるんだり、下半身太りにもなりやすくなります。生理は薄い出血が続いて止まりにくく、期間が長くなります。

血虚《けっきょ》（体内の血液が不足する）

原因は脾（胃腸の働き）の働きの低下による「血」の生成不足、生理やハードワークによる血の過度な消耗、長い闘病によって起こる血の消耗などです。

顔色が白っぽい、肌荒れや乾燥肌、年のわりにシワが多い、髪の毛につやが無く抜けやすい、目の乾燥感、めまいや立ちくらみ、不安感や不眠が起こりやすい、など。生理は量が少なかったり色が薄く、期間が短く、遅れやすくなります。

気滞《きたい》（体内の気が滞る）

「気」の力が弱ったり、ストレスなどにより気の流れが体の一部に停滞して起こります。滞っている場所によって、いろいろな病気や症状が出てきます。

ガスやげっぷが多い、怒りっぽくなる、イライラしやすい、情緒が不安定になる、場所が一定しない痛みなど。生理は周期が長くなったり短くなったり一定せず、生理前にお腹や胸が張ったりします。

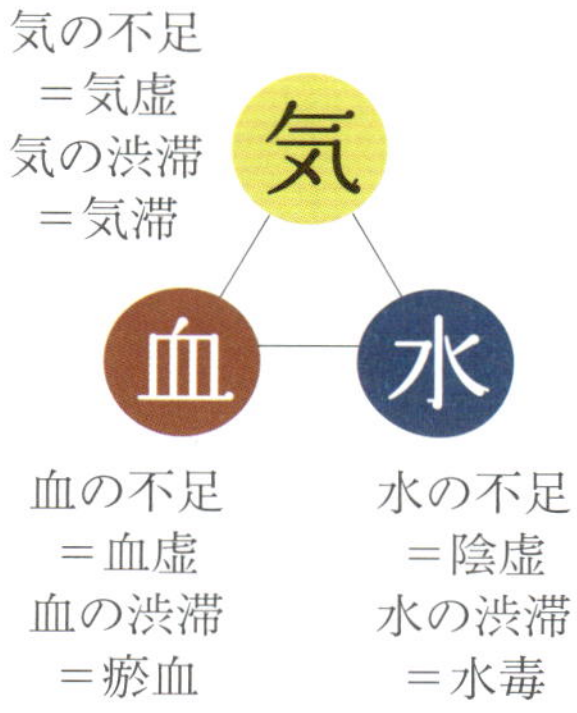

瘀血《おけつ》（体内の血液が滞る）

「血」の流れが停滞して、生理機能しない血液が血管に滞ってしまっている状態です。

顔色が浅黒い、皮膚が乾燥して光沢がない、シミができやすい、唇や爪が暗紫色になる、舌の裏に静脈がくっきりと見える、主に夜間に一定の場所に刺すような痛みがあるなど。生理は暗紫色で、レバーのような塊が混じることがあります。子宮筋腫や子宮内膜症などの原因になることもあります。

水毒《すいどく》（体内の水が滞る）

「水」の生成、輸送、排泄など代謝の働きが悪くなると、体の中に余分な水が溜まってしまいます。脾（胃腸の働き）に影響すると、吐き気、下痢、食欲不振など、頭部に影響すると、頭痛、めまいなど、下半身に影響すると、頻尿、足が重だるく、むくんだり、関節に影響すると、関節が腫れて痛んだりします。

ここまでいかがでしょうか。

理論的な説明ばかりで、飽きてしまわれたのではないかと心配しております。

そこで次は、この年代に起こりやすい不調とその原因、具体的な対処法をご一緒に考えていきましょう。

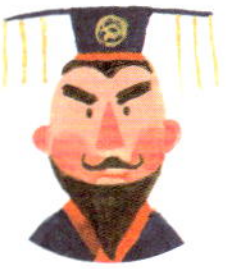

不安感、動悸、落ち込むのはなぜ？

なんだか訳もなく不安だとか、急に心臓がドキドキするなどのご相談は、よく頂きます。

不整脈（期外収縮、心房細動）、心筋梗塞、心不全などが原因の場合は検査が必要になりますが、薬局で多くご相談いただくのは、ちょっとしたささいな出来事で不安になってしまったり、驚いたり、胸がドキドキしてしまうような事例です。

血の不足した血虚体質の方（心血虚《しんけっきょ》）

病後、手術後、また過労などが続くと血虚になり、心を滋養することができなくなります。不安感、クヨクヨする、不眠、夢を多く見る、驚きやすいなどの症状を伴いやすくなります。

血虚の代表的な漢方薬は四物湯《しもつとう》です。目がかすむ、めまい、頭のふらつき、毛髪につやがない、爪がもろくなる、無月経、量が少ないなどに幅広く使われます。四物湯に他の薬を加えたりもします。

また不眠や眠りが浅い、夢ばかり見るなどには、陰虚を補う精神を安定させる作用がある酸棗仁湯《さんそうにんとう》、不正出血やダラダラ生理が続くときは血を補ったり、止血の効果がある芎帰膠艾湯《きゅうききょうがいとう》などをお勧めしています。お勧め食材は243ページ②。

元気がない気虚の方（心気虚《しんききょ》）

血は、気のエネルギーで全身に運ばれます。気虚体質の方は疲れたり、睡眠不足が続いたりすると、心に血液を運べなくなります。食欲不振、疲れなどとともに、動悸、不整脈、胸が苦しい、不安感、などの症状が起こる場合があります。

胃腸の働きを良くして、気を生成する補中益気湯《ほちゅうえっきとう》、熟成ニンニク製剤、脈の乱れを整える炙甘草湯《しゃかんぞうとう》などをお勧めしています。お勧め食材は２４２ページ①。

血虚と気虚と両方ある方（気血両虚《きけつりょうきょ》）

気も血も不足した方で、動悸、クヨクヨ、不安感のある方には、胃腸の働きを良くして気虚と血虚に働く帰脾湯《きひとう》、気力と血虚を補い全身の疲れを取る十全大補湯《じゅうぜんたいほとう》、十全大補湯の気血を補う作用に加えて精神を安定させる作用がある人参養栄湯《にんじんようえいとう》などをお勧めしています。

ストレスのある方（気滞《きたい》）

肝には、気を全身に巡らせて、怒りやイライラなどの感情をコントロールする働きがあります（44ページ参照）。

疲れていたり、体の調子の悪いときに、ちょっとした刺激で突然驚いたり、緊張や恐怖、不安があるときに動悸が起こるこ

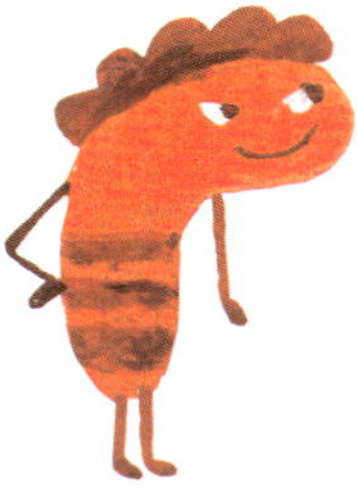

とがあります。また性格的に真面目で小さな事でも気になるような方は、わずかな刺激で憂うつな気分になり、不安感や動悸などが出るようになります。わき腹が苦しくなったり、考えがまとまらなくなったり、ため息をつきたくなったり、女性の場合は生理前に乳房が張るなどの症状を伴いやすくなります。

逍遥散《しょうようさん》、**加味逍遥散**《かみしょうようさん》、ストレスと不安感を取る**柴胡加竜骨牡蛎湯**《さいこかりゅうこつぼれいとう》などをお勧めしています。お勧め食材は244ページ③。

体が冷えている陽虚の方（心陽虚）

陽気（体を温める力）が衰えると、十分な血液を心に送れず不安や動悸が起こります。手足が冷えたり、寒がる、多尿などや、疲れると動悸や息切れ、胸痛などが起こります。

心の陽気を補充する**苓桂朮甘湯**《りょうけいじゅつかんとう》などをお勧めしています。

瘀血《おけつ》の方

瘀血体質の方は血のめぐりが悪くなり、動悸や心臓の部分が痛くなることがあります。一過性の締め付けられるような痛みが出たりするので要注意です。桂枝茯苓丸《けいしぶくりょうがん》、冠心Ⅱ号方加減《かんしんにごうほうかげん》、三七人参《さんしちにんじん》などをお勧めしています。

ただし、陽虚や瘀血によって起こる動悸、締め付けられるような痛みなどは、重篤な疾患につながる恐れがありますので、病院での診断をお勧めします。

［相談事例］

建設業にお勤めのAさん。大学時代はラグビーの選手で、現在もその時の仲間たちと試合をなさっている元気な方です。

最近部署が変わり、新築の家やマンションの売り込みをする部署に配属されました。そのため休日にも現場で説明会を開いたり、新規の顧客を取るために、売り込みに出かけたり、定期的な休みをとれなくなりました。

数か月前、契約が決まって細かな打ち合わせをしているときに、ちょっとした不手際があり慌ててしまいました。突然胸が苦しくなり、相手の人につたわってしまったのではないかと心配するほど胸がドキドキしてきてしまったそうです

その場はどうにか切り抜けたそうですが、その後、顧客に狭い部屋で説明する仕事がいつも不安になり、何度も資料を揃えたり、チェックしたり、準備などで時間がとられ、睡眠不足が続いているそうです。

病院でベンゾジアゼピン系の抗不安薬を処方されていましたが、できたら漢方薬で治したい、というご相談でした。

明らかに疲れとストレスが原因と判断いたしました。疲れを取る補中益気湯《ほちゅうえっきとう》と、ストレスと不安感を取る柴胡加竜骨牡蛎湯《さいこかりゅうこつぼれいとう》をお勧めしました。

時間の取り方を工夫して休みをとれるようになり、6か月後頃には「不安を感じなくなった」とお喜びいただきました。

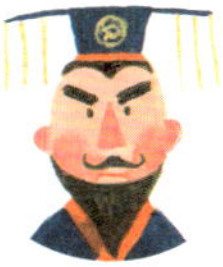

心《しん》の働き

中医学の教科書には**「心《しん》は神志を司《つかさど》る」**と書かれています。

これは43ページの「五臓」の働きのところで説明した通り、わかりやすく言うと、**「心には精神を安定させる働きがある」**ということです。

「なんで?」って思いませんか？　不安や動悸など精神的な不調をコントロールするのは、心臓ではなく「大脳」の働きですよね。

トラブルが起きて、不安になったときに、急に心臓がドキドキして苦しくなることがあります。心電図などない時代に、不安感や心配事で胸がドキドキしたり、キューンと苦しくなることから、心という臓器は「精神の働き」に関連すると考えられたのではないでしょうか。
精神的なストレスを受け止めるのは脳ではなく、心であることを、昔の人は感じ取っていたのだと考えています。

漢方（中医学）は2000年以上の歴史を持ち、臨床から理論、理論から臨床を繰り返しながら、長年にわたって実証されてきた学問です。実際の治療例が何世代にもわたって歴史に残され、淘汰されて統計的に受け継がれてきたのです。

長年にわたって積み重ねられた臨床の統計こそが漢方のエビデンスである、と私は考えています。

現実に、私は店頭で、うつの状態や不眠、不安感、動悸などが「心」に働く漢方薬で改善される例を数多く体験しました。それで私の中で「なんで？」が「納得！」に変わったのです。

物事に動じず、ちょっとの事ではへこたれない人のことを「心臓の強い人」「心臓に毛が生えている」などと言いますが、これも納得ですね。

一方、西洋医学的には、「こころ」の問題を支配するのは脳だと考えられています。不安感やうつ症状などは脳が判断し、脳が解決しようとするということで、不安感やうつの治療にはアセチルコリンやセロトニンなどの神経の伝達物質や、脳を沈静する薬物がチョイスされています。

脳の疲れを取り、脳を休ませるのがベストだと考えられているのですが、眠気や健忘、やる気がなくなるなどの副作用があるのが難点です。

自律神経の失調や、ストレスによる精神的な落ち込み、心配事が重なって起こる不安や動悸などでお悩みのあなた。

向精神薬を使用する前に、漢方薬を一つの選択肢として使用することをお勧めします。眠気やだるさを伴うこともなく、優しい治療ができますよ。

［相談事例］

Bさんは、二人のお子さんを育てながらパートでお仕事をされている主婦の方です。風邪薬をお求めになったときに、雑談の中でご自分の性格などをお話ししてくださいました。

家庭的にも職場的にも恵まれ、思い当たることがないのに、時々たまらなく不安感や憂うつ感に襲われるということでした。いろいろ伺うと、お子さんの行事や自分の仕事が立て込んだときや、趣味のテニスをした後や、夜寝る前に不安感や憂うつ感が起こるとのこと。

疲れたとき、気を使い過ぎたとき、また夜になると不安感が起こることから、「心《しん》気《き》」の不足だと判断しました。

まず胃腸の働きを良くして、栄養たっぷりの血液を作り出し、心気の力で脳や全身に血液を運ぶことが必要です。胃腸の働きを良くして、気虚と血虚を改善する帰《き》脾《ひ》湯《とう》という漢方薬をお勧めしました。

しばらくして気分転換ができるようになり、気持ちが明るくなった、とのご報告を頂きました。


あなたも、夜になると不安感が出たという経験は、ありませんか？

私はお悩みをご相談されるとき、いつも「悩み事は昼間、明るい日の当たるところで考えてください」とお話ししています。

夜間は外気のエネルギーが陰の世界に入るので、マイナス思考になりやすいのです。

私も、夜に悩んでいた事が、朝になって太陽のもとで考えるとパッと解決策が浮かんだことがよくあります。


皆様も、悩み事はひとまず夜は考えず、朝まで先送りしましょう。

「血虚《けっきょ》」と貧血は違う

「あなたは血虚ですね」と言うと、「私は貧血ではありません」とムッとされることがあります。貧血と血虚は微妙に違います。

一言で言えば、貧血は血中のヘモグロビンと結びついている鉄の不足で、酸素不足が起こっている状態、つまり血液の質の問題です。

それに対して**血虚は、必要な組織に血液自体がちゃんと届いているかどうかという、血液のストック（量）の問題です**。

血液検査で貧血でないと言われた方も、血を運ぶ気の力が弱く血が心に運ばれなかったり、ストレスで気滞《きたい》が起こると血流が悪くなり**「心血虚《しんけっきょ》」**は起こるのです。

貧血と診断されていなくても、血虚の方はその特徴として、不安が起こりやすい、顔色が悪い、こむら返りしやすい、コロコロ便、生理が遅れる、経血の色が薄い、かすみ目、眼精疲労、肌荒れ、舌が白っぽい……などの症状が出やすくなります。

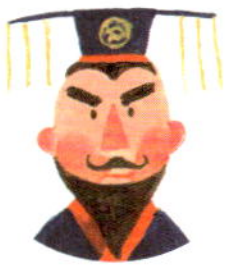

ストレスとどう向き合うか

この本をお読みいただいているあなたは、毎日のお弁当作り、家事を手伝ってくれない自分勝手な夫、いちいち文句を言う口うるさい妻、職場でのトラブル、後輩が先に出世した、ご近所や親戚との面倒なお付き合い……などなど、ストレスにお悩みでしょうか？

誰でも多かれ少なかれ、ストレスは抱えているはずです。

怒りを心の中に抑えて我慢する人、外にそのまま表す人、怒りの感情に負けて落ち込んでしまう人……いろいろな方がいます。

あなたはそんなとき、どのように対処していますか？

精神安定剤に頼る方もいらっしゃるかもしれません。
なんだかイライラする、胸がつまって悶々とする、怒りっぽくなった、生理の前に胸のあたりが張って痛む、ストレスで胃が痛くなる、ストレスで下痢や便秘が起こる、ストレスで空咳が続く、性欲減退、ＥＤ、パニック症状、ノイローゼ、爆発的な怒りの感情がこみ上げる、激しい頭痛や偏頭痛、突然の耳鳴り、難聴、目が赤くなる、口が苦く渇く、不眠、などなど……。

このような症状の原因の一つは、**体のあちこちで「気」が滞ってしまった状態**です。血や水を載せて運行する「気」は車のような存在で、ストレスがあると走行に支障をきたします。車が事故を起こしたり、逆走したりして体の一部に渋滞が生じたとイ

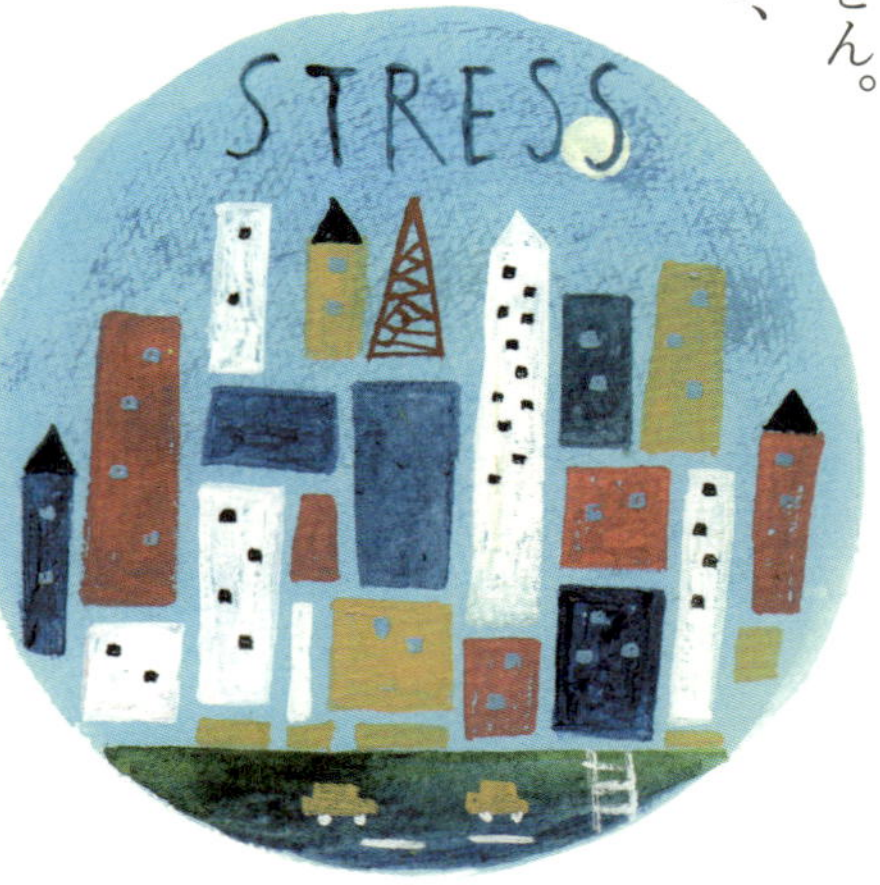

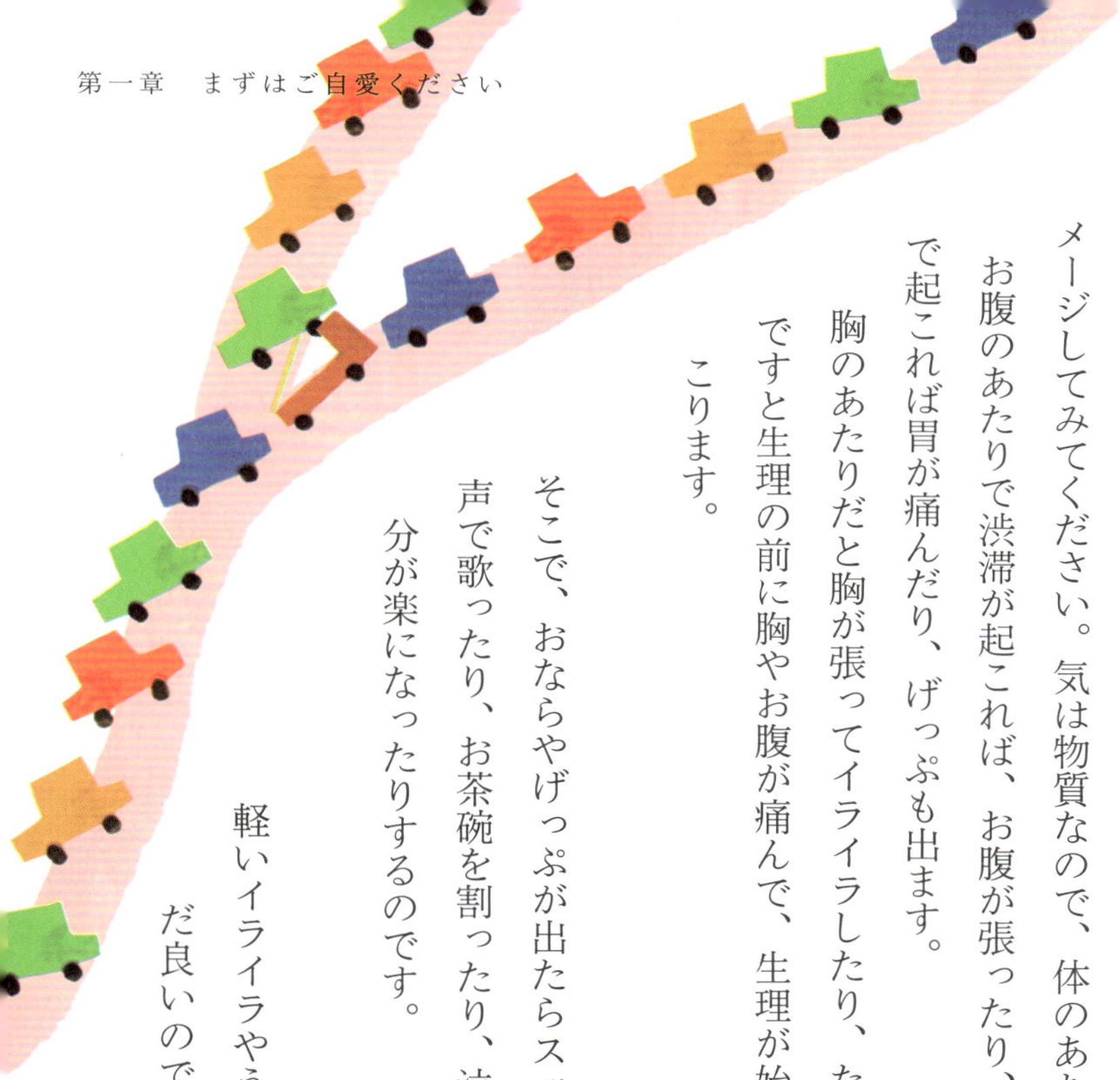

メージしてみてください。気は物質なので、体のあちこちで溜まりやすいのです。お腹のあたりで渋滞が起これば、お腹が張ったり、ガスが溜まったり、胃のあたりで起これば胃が痛んだり、げっぷも出ます。

胸のあたりだと胸が張ってイライラしたり、ため息をつきたくなったり、女性ですと生理の前に胸やお腹が痛んで、生理が始まると楽になるような症状が起こります。

そこで、おならやげっぷが出たらスッキリしたり、カラオケで大きな声で歌ったり、お茶碗を割ったり、泣いて涙を一杯出したりしたら気分が楽になったりするのです。

軽いイライラやうつうつといった状態のうちはまだ良いのですが、ストレスが体調に影響して、胃が痛くなったり、下痢と便秘がひどくなったり、不眠が続いたり、頭痛や胸痛が出るようになると病院で検査を受けることになります。多くは神経性○○という診断がつきます。

一般的にストレスによって起こる不眠や胃痛、下痢や便秘など体の不調をとりあえず楽にする痛み止めや胃腸薬、場合によっては精神安定剤などを使う方もいらっしゃるようです。食材は244ページ③がお勧めです。

私はストレスが作用する場所によって次のように考え、アドバイスさせていただいています。

ストレスが胃に影響すると

胃のあたりが痛んだり、不快感、吐き気、げっぷやしゃっくり、嘔吐や食欲不振などが起こります。ストレスが腸に影響すれば、腹部が痛んだり、張ったり、下痢と便秘を繰り返したり、ガスが溜まるなどが起こります。
症状によって柴胡疎肝散《さいこそかんさん》、四逆散《しぎゃくさん》、柴朴湯《さいぼくとう》、半夏瀉心湯《はんげしゃしんとう》などをお勧めしています。

ストレスが胸のあたりに影響すると

梅核気《ばいかくき》といって喉に異物が詰まったような状態になったりする方もいます。また風邪でもないのに空咳が続くとか、電話に出たり人前で話そうとすると咳が出るといった経験はありませんか？（〝エヘン虫〟などといって、店頭ではご相談が多い症状です）半夏厚朴湯《はんげこうぼくとう》などをお勧めしています。

ストレスが肺に影響すると

息が苦しい、喘息や呼吸困難という症状が起こります。柴朴湯などをお勧めしています。

ストレスが心に影響すると

憂うつ感、不眠、動悸、ノイローゼなどの症状が起こります。クヨクヨ暗く考える方には、帰脾湯《きひとう》、加味帰脾湯《かみきひとう》など。憂うつになる方には、逍遥散《しょうようさん》、当帰芍薬散《とうきしゃくやくさん》など。その他症状によって加味逍遥散《かみしょうようさん》、柴胡加竜骨牡蛎湯《さいこかりゅうこつぼれいとう》などをお勧めしています。

ストレスが肝に影響すると

イライラや怒りの感情がわき上がります。緊張感が強く、責任感が強いような方は、イライラ、精神抑圧、げっぷやおならが多くなったり、胃痛や腹痛、下痢や便秘、空咳などが起こったりします。イライラ、カッカする方には、柴胡桂枝湯《さいこけいしとう》、抑肝散《よくかんさん》などを、その他症状によって、四逆散《しぎゃくさん》、柴胡加竜骨牡蛎湯などをお勧めしています。

さらにひどくなると「肝火上炎」といって怒りの感情はエスカレートし、パニック状態になってしまうこともあります。竜胆瀉肝湯《りゅうたんしゃかんとう》、大柴胡湯《だいさいことう》、加味逍遥散などをお勧めしています。

［相談事例］

Cさんは、定年退職された口うるさいご主人と、なかなか結婚しない息子さんに悩んでいます。

我慢強い性格なのか、本音をおっしゃることはめったにありません。息子さんが会社をリストラされたのをきっかけにご相談に来られました。イライラしてこの頃不眠が続き、眠ってもすぐ目が覚めてしまうということです。

将来のことなどの不安感もあり、イライラとうつうつの両方があるので、気滞を解消する作用と不安感を取る安神《あんじん》作用のある**柴胡加竜骨牡蛎湯**をお勧めしました。

夜中に目が覚める回数が減り、少しずつ眠りにつくのが早くなったとご報告いただきました。

居酒屋さんを経営されているDさんは、いつも元気で声の大きな男性です。娘さんのPTAに出席して先生に意見を言ったところ、モンスターペアレントのような扱いを受けて、口論になりました。意見を言うたびにますますモンスター扱いをされてしまう結果になって、怒りが爆発しそうになりましたが、後々の娘さんのことを考えて我慢したそうです。来局時は興奮状態で顔も赤く、声もますます大きくなっていました。

普段の様子から「**肝火上炎**《かんかじょうえん》」と判断して、湿熱の傾向もあったので**竜肝瀉肝湯**《りゅうたんしゃかんとう》を服用していただきました。

1か月くらい後に再び来局され、だいぶ落ち着いてきたとのことで、その後も何回かお越しになり、**竜胆瀉肝湯**を服用されています。

私も子どもが小さい頃、叱っても言うことを聞かないと、だんだんエスカレートしてますます腹が立ってしまったという経験があります。
また、最近世間ではあおり運転など、誰にでも起こりうる「肝火上炎」でのトラブルが増えています。

腹が立ったときは少し落ち着いて深呼吸をして、グレープフルーツやミカンなど柑橘類のジュースを飲んだり、ジャスミンティーなどを飲んでみてください。

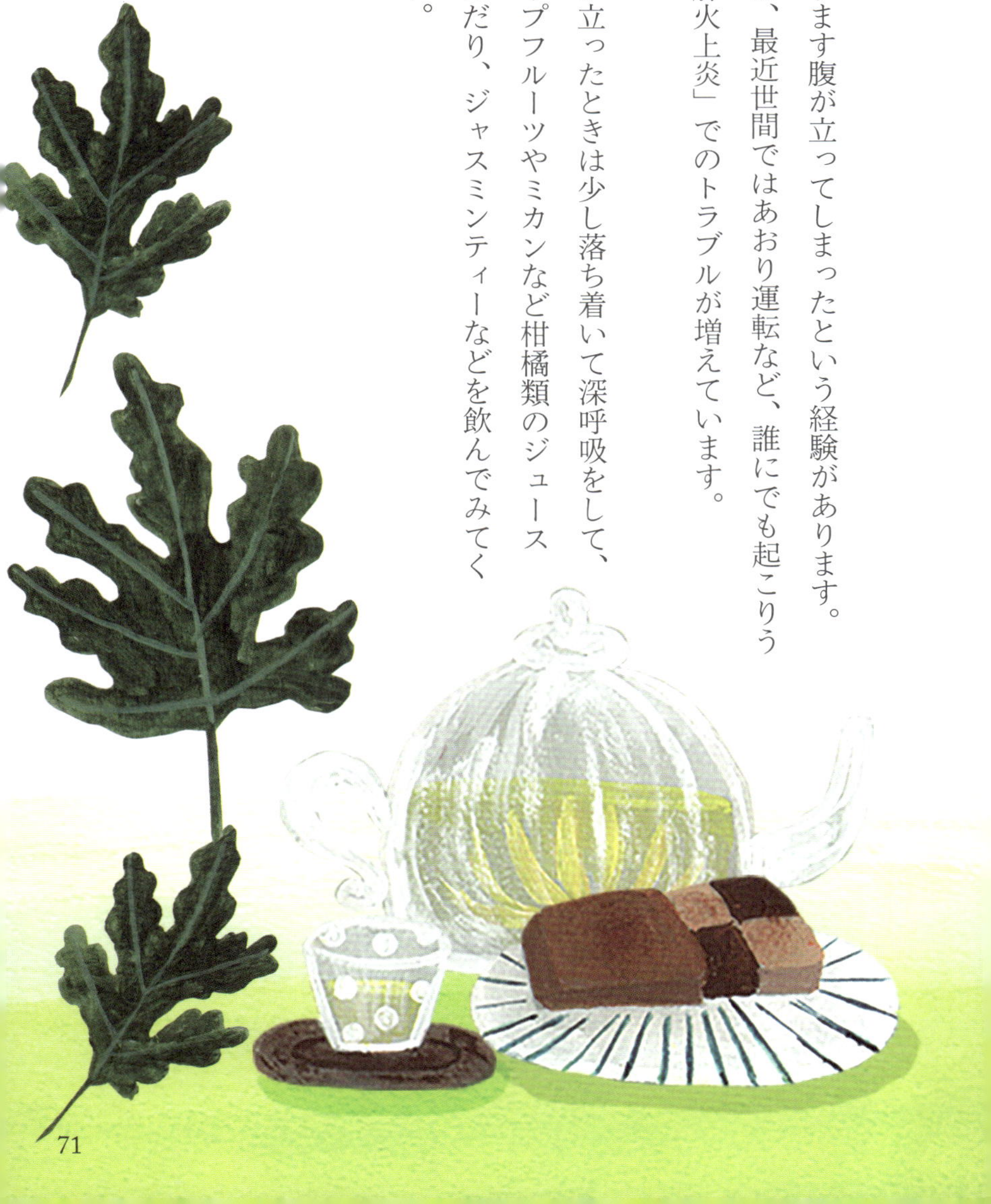

ストレスの効果的な治し方

「五臓」の働きを思い出してください（43ページ参照）。漢方・薬膳の教科書には**「肝は疏泄《そせつ》を司《つかさど》る」**と書かれています。肝には「疏泄作用」といって、全身の気血をスムーズに流して、発散しすぎたり、詰まったりしないようにコントロールする働きがあるのです。

「心《しん》」の働きもそうですが、私も勉強を始めたときはよく「なんでここがこれと関係あるの……？」などと思いました。しかし、実際に薬局で治験例を重ねるうちに「そうなんだ……」と納得していきました。そういえば、ストレスに左右されず、物事に動じずどっしりした方を「肝が据わった人」「肝っ玉母さん」などとも言いますよね。

肝の疏泄作用を利用した漢方薬として、**理気剤《りきざい》**という滞った気を通す薬や、**降気剤《こうきざい》**という頭に上った気を下す薬などがあります。専門家にご相談ください。

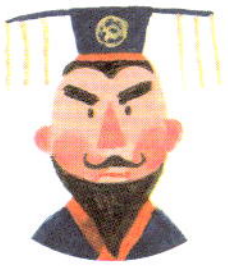

何もやる気がしない・無気力になったら

掃除や料理をするのが億劫になった。
おしゃれして出かけるのが面倒。
休日は一日中寝ていたい。
栄養ドリンクを飲んで一時的に頑張れても、すぐまた疲れてしまう。
それでも、毎日、子どものお弁当を作ったり、掃除や洗濯など家事をしなければ……。
考えるだけで疲れる。
大変ですよね。お察しします。
漢方では、そんな疲れも治すことができます。
「気」「血」「水」のバランスの乱れに注目して、次のようにまとめてみました。

気虚《ききょ》の方には…

もともと胃腸の消化能力が悪くて食事から気を作れなかったり、過労、不摂生、病後などで頑張ろうとする気のエネルギーが不足した（気虚）という状態の方です。

まず食事から胃腸の働きを改善して、気のエネルギーを回復することが必要です（247ページ⑥の食材を参照）。

症状によって**補中益気湯《ほちゅうえっきとう》**、**六君子湯《りっくんしとう》**、**黄耆建中湯《おうぎけんちゅうとう》**、**参苓白朮散《じんりょうびゃくじゅつさん》**、**熟成ニンニク製剤**などをお勧めしています。

また、気虚体質では気が不足してエネルギーが足りていないので、疲れや倦怠感に加えて体が冷えやすく、胃腸も弱く、食欲不振や胃もたれが起こります。また病気に対する防御作用が衰えて、風邪をひきやすく、日中暑くないのにじわっと汗をかくという特徴があります。さらに気虚が続くと「引き締める」という働きが悪くなり、軟便や下痢をしやすく、内臓も下垂し、頬やバストも下がり、ポッコリお腹、脱肛、胃下垂、子宮脱などが起こりやすくなります。これらの体調不良も「やる気」に大いに影響します。

気虚にお勧めの食材（242ページ①）と**胃腸の働きを良くする食材**（247ページ⑥）をご参考に、毎日の食事を工夫してみてください。

気《き》血《けつ》両《りょう》虚《きょ》の方には…

組織を滋養する血液も、それを運ぶエネルギーも足りない、つまり「気」も「血」も不足した状態を「気血両虚」といいます。虚弱体質や病後、術後などで体力が消耗し、栄養不足から血液も不足して、息切れ、動悸、不眠、皮膚が乾燥したり、爪に縦縞が入ったりする人もいます。

症状によって**帰脾湯**《きひとう》、**十全大補湯**《じゅうぜんたいほとう》、**人参養栄湯**《にんじんようえいとう》などをお勧めしています。

水毒《すいどく》の方には…

脾（胃腸の働き）が悪くなったり　腎の水分代謝が悪くなったり、肺の全身や皮膚に水や栄養を行きわたらせる働きが悪くなると、皮下組織に水分の停滞が起こります。倦怠感や手足が重だるい、雨天に疲れがひどくなる、下半身がむくむ、など「水毒」の症状が現れます。

五苓散《ごれいさん》、防已黄耆湯《ぼういおうぎとう》などをお勧めしています。冷えや頻尿、めまい、腰痛などを伴う場合は八味地黄丸《はちみじおうがん》、海馬補腎丸《かいばほじんがん》などをお勧めしています。お勧め食材は245ページ④。

気滞《きたい》の方には…

ストレスなどで精神的な抑うつが続くと、自律神経のバランスを崩し、倦怠感、無力感、気が晴れないなどの症状が起こります。

性格的に真面目で、小さな事を気にするような方は、わずかな刺激で憂うつな気分になりやすくなります。わき腹が苦しくなったり、考えがまとまらなくなったり、ため息をついたり、情緒不安定になったり、女性の場合は生理前に乳房が張るなどの症

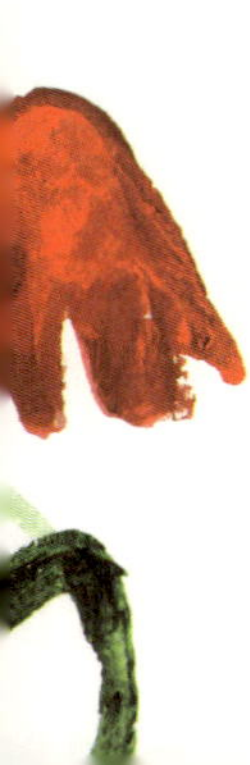

状を伴いやすくなります。

症状によって四逆散《しぎゃくさん》、柴胡疎肝散《さいこそかんさん》、逍遥散《しょうようさん》などをお勧めしています。お勧め食材は２４４ページ③。

夏負けには…

秋口に急に疲れが出て、栄養ドリンクを飲んでも回復しないというようなご相談はよくあります。

お伺いすると暑い夏に家庭サービスで出かけたり、草むしりをしたりして汗をたくさんかき、食事はそうめんなどで済ませており、たんぱく質が不足している方が多いです。休息や食事をおろそかにすると「気陰両虚《きいんりょうきょ》」という体質に至るので注意です。

清暑益気湯《せいしょえっきとう》、生脈散《しょうみゃくさん》などをお勧めしています。

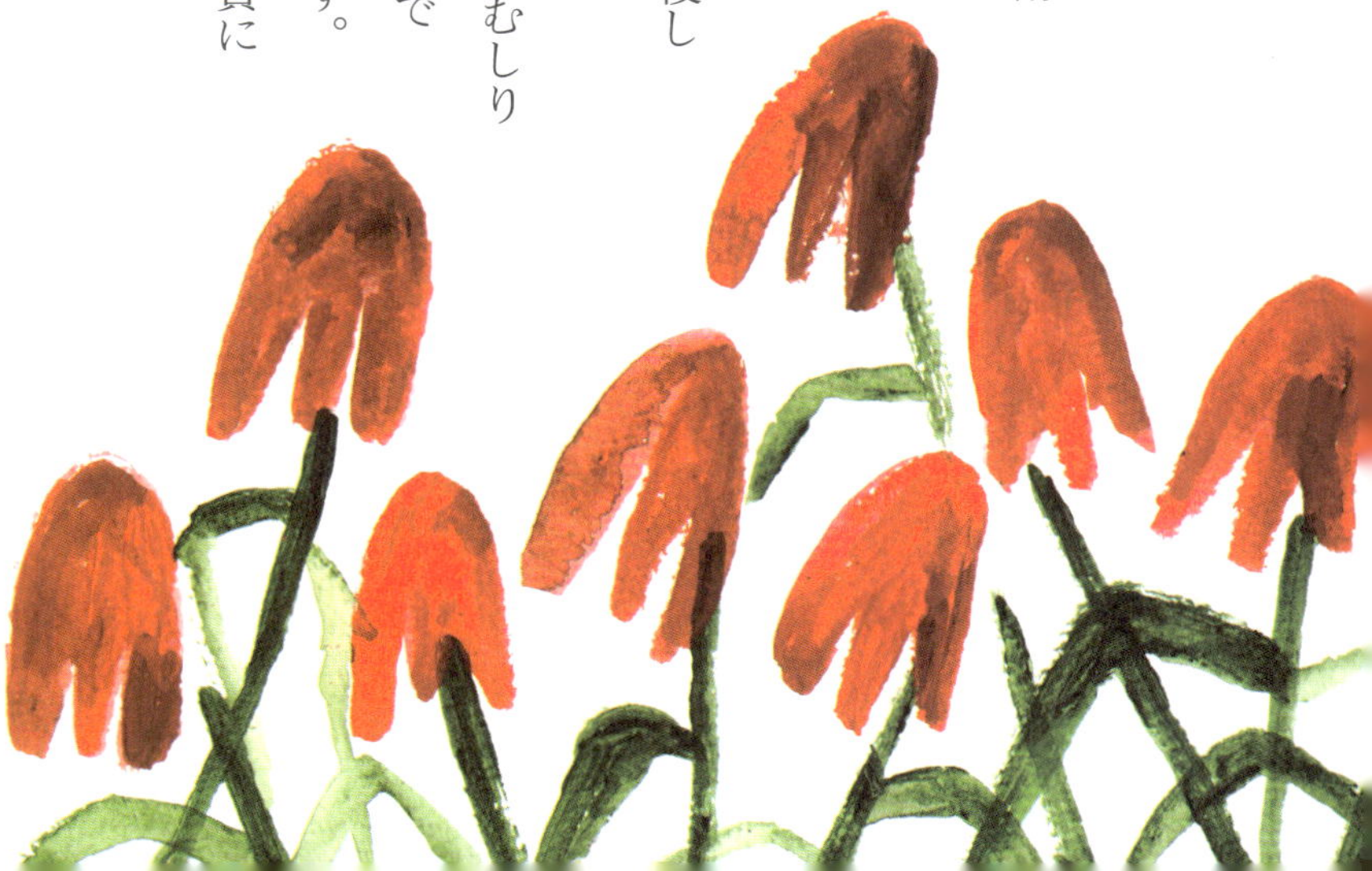

薬よりも疲れに効くもの

いつも明るくてスポーツクラブなどに通っていらっしゃる50代後半のEさん。久しぶりにお会いした時に疲れたご様子で気になっていましたが、それからしばらくしてご相談に来られました。「すっかり疲れてしまって家事や趣味など、何もかもやりたくなくなってしまった」とのこと。気虚《ききょ》と血虚《けっきょ》のお薬をお勧めしましたが、効果が出なかったようです。

その後しばらくいらっしゃらず心配していましたが、半年くらい後に、すっかりお元気そうなお顔で来店されました。お伺いすると、ご友人に無理やりバレエの公演に誘い出され、見ている途中で感動で涙があふれてきたとのこと。

その時、**「世の中にはこんなに素晴らしいものがあるんだ」**と感動して、今までのことが嘘のように元気になられたそうです。

薬よりも効果的な治療法があることを、教わりました。

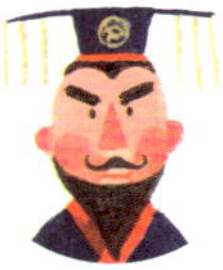

精力減退してきた……と思ったら

この時代に多いご相談の一つに、精力減退や早漏など性に関するお悩みがあります。性に関する問題がオープンになったせいか、近頃は精力減退やEDで悩んでいるという方は多くなっているように感じます。

年をとれば精が衰えて、性生活にある程度支障が出てくるのは自然なことですが、40代～50代くらいの男性にとっては、精力減退やEDは深刻な問題になることもあります。

精力が減退する理由はいくつかあります。

・老化による腎精《じんせい》の衰え

・自慰や性行為過多による腎精の損傷

・過労などの疲れで脾の働きが衰え、気や血が作れない
・ストレスによる肝の気滞
・恐怖やショックなどからくる不安感が心《しん》の働きに影響している

思い当たりませんか？

「気」「血」「水」のバランスの乱れに注目して、まとめてみました。

老化による腎精《じんせい》の衰え（この原因が一番多いと感じています）には…

腎精というのは、性ホルモンのような物質です。老化や、過度な性行為・自慰は腎精の衰えの原因になります。

『黄帝内経《こうていだいけい》』には、腎に蓄えられている精は加齢に伴い変化し、男性の場合、8の倍数の年齢で変化すると記されています。つまり16歳で射精が起こり、32歳がピークになり、その後減少していき、56歳で精がなくなるとされています。

多かれ少なかれ、また遅かれ早かれ、誰でも精力は衰えていくものです。

腎精が衰えると陰茎を支えることができなくなり、勃起しない、または勃起しても固くならないなどの症状があります。また足腰のだるさなど腎虚《じんきょ》の症状に加えて、腎の温める作用が不足する（腎陽虚《じんようきょ》）と、手足の冷えや、精液が薄く冷たいなどの症状が伴います。一方、腎の潤いを与える働きが衰えると（腎陰虚《じんいんきょ》）、足の裏が熱くなったり、午後になると頬骨のあたりがほてったりする症状が出てきます。

症状によって**八味地黄丸**《はちみじおうがん》、**海馬補腎丸**《かいばほじんがん》、**鹿茸製剤**《ろくじょう》、**牡蛎**《かき》**エキス**、**亀板膠製剤**《きばんこう》などをお勧めしています。お勧め食材は248ページ⑦の「腎を温めて精をつける食材」。

気虚《ききょ》の方には…

疲れや病後などで、脾（胃腸の働き）の気血の生成作用が失調すれば、後天の精は作れません。もともと脾の働きが弱い人や、慢性疾患や長い病気などでは気血の減少が起こるので、まず脾の働きを良くすることが先決です。性器に必要な血が運ばれず滋養できなければ、性交に支障をきたします。**補中益気湯**《ほちゅうえっきとう》、**人参養栄湯**《にんじんようえいとう》、**帰脾湯**《きひとう》、**熟成ニンニク製剤**などをお勧めしています。お勧め食材は242ページ①。

血虚《けっきょ》の方には…

心の血液不足は精神活動に影響し、性行為に対する不安や心配が起こります。ED、食欲不振、顔色に赤味がない、不安感や動悸、不眠などの症状はありませんか？**四物湯**《しもつとう》、**人参養栄湯**、**帰脾湯**、**十全大補湯**《じゅうぜんたいほとう》などをお勧めしています。お勧め食材は243ページ②。

気滞《きたい》の方には…

気滞による怒り、イライラや憂うつなどの感情は、EDに影響することが知られています。勃起不全、イライラ、怒りっぽい、胸や脇腹が張って痛んだり、下腹部が張ったりする症状を伴います。加味逍遙散《かみしょうようさん》、柴胡加竜骨牡蛎湯《さいこかりゅうこつぼれいとう》、大柴胡湯《だいさいことう》などをお勧めしています。お勧め食材は244ページ③。

湿熱《しつねつ》の（暑がりで水毒体質もある）方には…

アルコールの過飲、脂っこい食べ物、甘いものなどの過食は血に熱を持つようになり、血熱《けつねつ》や湿熱に発展します。湿は下方に流れやすいので、陰部の気血を阻害し、勃起不能が起こります。元気でバリバリ働くタイプで、一見夜の生活に支障があるようには見えない人が多いです。便が臭くてネットリしていたり、舌に黄色い苔がべったりついていることがあります。男性不妊の原因にもなります。

温胆湯《うんたんとう》、竜胆瀉肝湯《りゅうたんしゃかんとう》などをお勧めしています。お勧め食材は245ページ④と249ページ⑧。

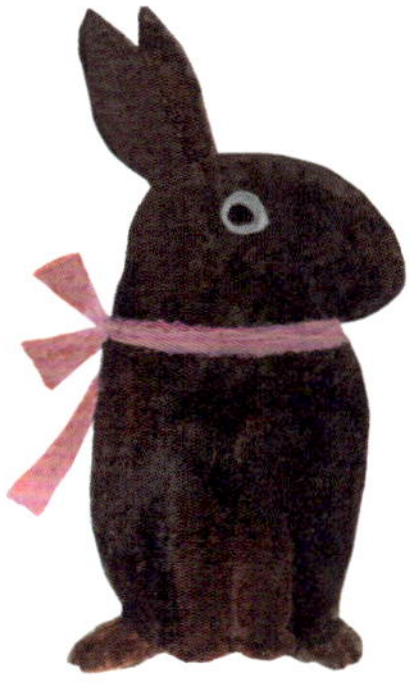

［相談事例］

50代のFさんからのご相談です。

若い頃から元気で、徹夜のマージャンや接待ゴルフなどでも疲れを感じたことがなかったとのこと。しかし最近になって疲れを感じるようになり、特に気になるのが、夜の生活がうまくいかなくなったということでした。

ストレスや心配事はないとのことでしたが、胸やお腹が張っていること、便秘が続きガスが溜まっていることなどから**気滞**《きたい》ではないかと考えました。お昼はハンバーグなどの外食が多く、夜も肉類が多いとのことなので、肉の消化を助ける香味野菜やスパイスやお茶のリストを差し上げ、気滞を解消する**大柴胡湯**《だいさいことう》と**海馬補腎丸**《かいばほじんがん》という精力剤をお勧めしました。

2か月ほどして、便通とお腹の張りが改善し、ガスが出るようになって気分が良くなったとご報告がありました。その後イライラと不安感も改善する**柴胡加竜骨牡蛎湯**《さいこかりゅうこつぼれいとう》と**海馬補腎丸**を続けていただくと、疲れも性欲も回復したとご報告がありました。

40代は下り坂の入口にあたります。まだ若いつもりで過度の運動やセックスをしたり、徹夜で仕事をするのは避けましょう。

私は60代に急に老け込む方をたくさん見てきました。後天の精を補充しながら、先天の精気を消耗しないように過ごすことがアンチエイジングの基本です。

私は40代の頃、毎月一回、勉強会に参加していました。帰りに食事をすることが多く、その楽しみもあり欠かさず出席したものです。

ある日、当時60代のGさんが「風邪気味なので今日は帰ります」と言いました。すると40代のHさんが「一杯やって飯でも食っちゃえば風邪なんて治っちゃいますよ」と引き留めました。Gさんは気虚《ききょ》タイプの方、Hさんは元気な方でした。

Hさんは、60歳の時に脳梗塞で倒れました。

Gさんは、90歳半ばになるまで、欠かさず勉強会に出席されました。

「後天の精」（次項参照）の補充を怠らなかった結果だとつくづく感じています。

「元気」と「精」

漢方では「精」はもともと両親から受け継がれ「腎」に蓄えられていると考えられています。

それを**「先天の精」**といいます。

産婦人科で元気に泣いている赤ちゃんは生まれつき「先天の精」を両親からたくさんもらっている赤ちゃんです。

しかし一生元気でいられる保証はないのです。

なぜなら、この「先天の精」はスマホのバッテリーのように補充しないとどんどん減ってしまうからなのです。

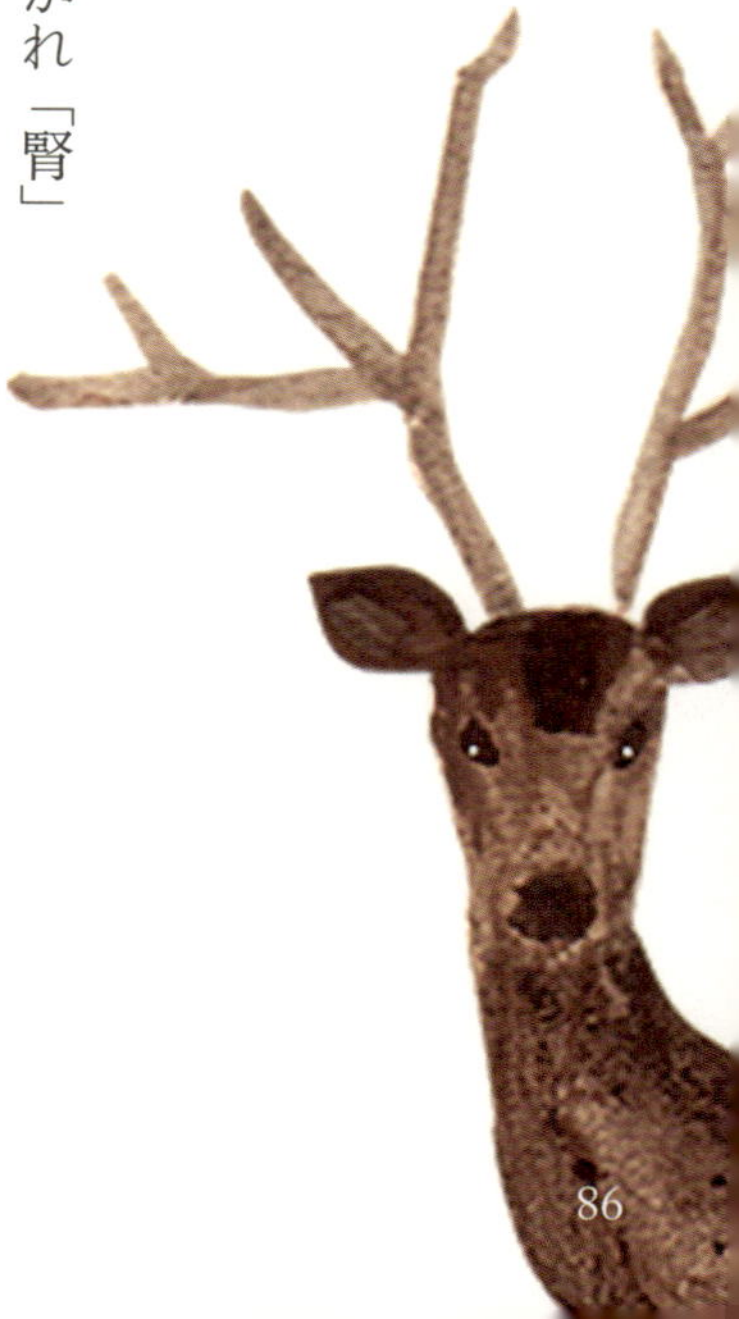

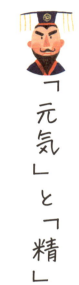

補充に必要なのは、脾の働きによって食事から得た栄養物質（水穀の精微）から出来た後天の精です。

元気で過ごすためには、脾の働きを良くして、栄養価のある食事をとり、絶えず**後天の精**を補充することが不可欠なのです。

つまり、毎日の食事がとても大切なのです。

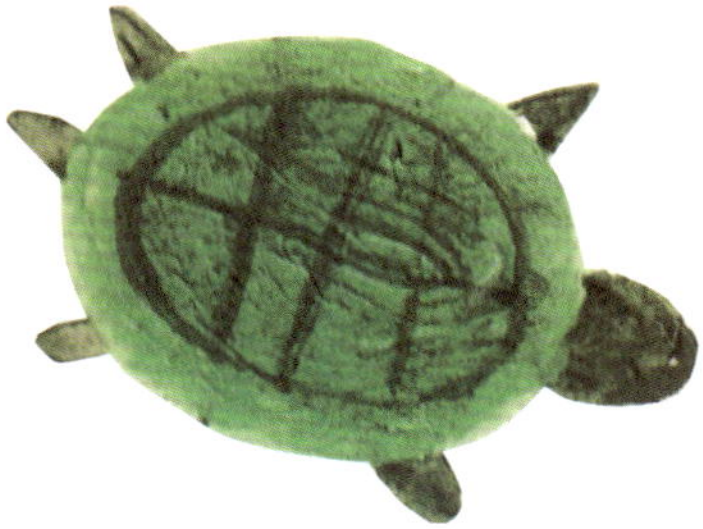

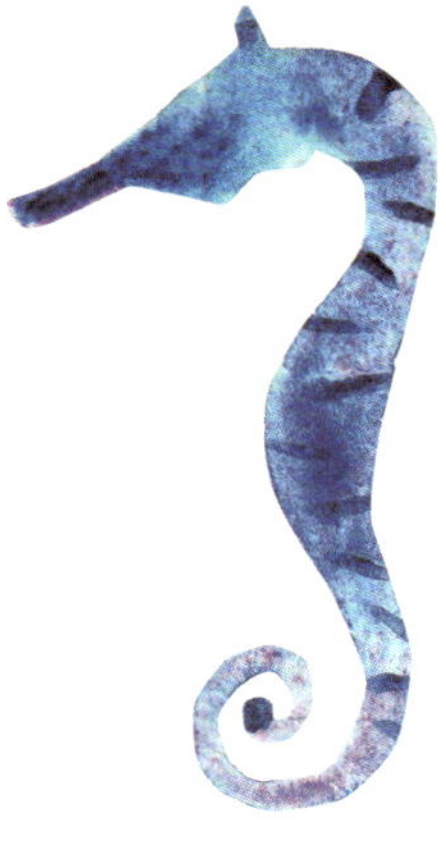

芸能人のインタビューなどで、

「小さい頃は気が弱く、病気ばかりしていましたが、大きくなったら元気になりました」

という記事を見ることがあります。

胃腸機能をよく保ち、食事に気を付けて後天の精を補充した結果なのでしょう。

昔から「精をつける」という食べ物がいろいろ研究されています。それらを現代的に分析すると、「**必須アミノ酸**がたくさん含まれている食品」のようです。時代劇などで、性交の前に卵をたくさん飲むシーンを見たことがあります。他にはスッポンやマムシなどが有名ですね。

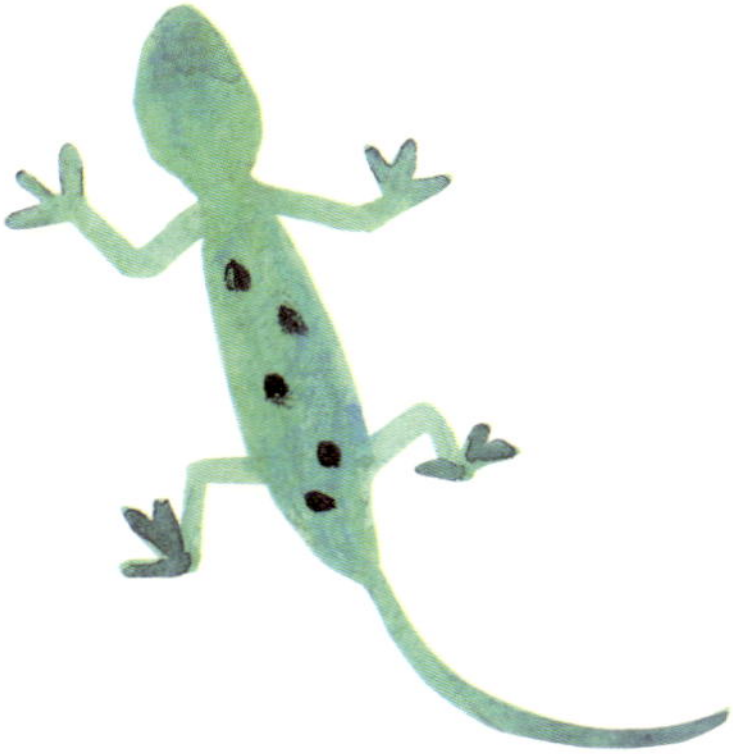

中国の漢方薬の中には、動物を使った精力剤があります。例えば**鹿茸**《ろくじょう》（若いシカの角）や**亀板**《きばん》（カメの甲羅）、**紫荷車**《しかしゃ》（プラセンタ＝胎盤）、**牛黄**《ごおう》（牛の胆石）などを使った漢方薬があります。現在は使われていないようですが、かつては犬やオットセイの睾丸を使った薬もありました。

動物由来の漢方薬は、アンチエイジングの効果に優れたものが多いです。

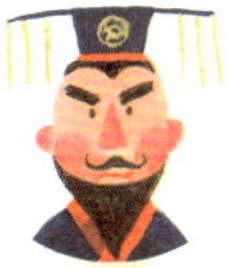

肌荒れやシミやシワが増えてきたら

若い頃はみずみずしく張りがあった肌も、年をとって老眼鏡をかけて鏡を見ると、シワやシミが出来ているのを発見した経験はどなたもあると思います。

年だからとあきらめないでください。今からでも遅くありません。原因を調べて対処していきませんか？

皮膚は内臓の鏡

皮膚に出る不調は、体の不調のサインになります。

ニキビや吹き出物、アトピー性皮膚炎などの治療も、漢方の得意分野です。

ここでは主に軽いシミや肌荒れ、シワの対処法を考えていきましょう。

食べ物の不摂生による気虚や血虚は、肌に一番影響を与えます。

目の周りには毛細血管がたくさん集まっていて、小ジワやシミ、肝斑などが出来やすくなります。**胃腸の働きを良くして、気や血を作り出す食材**（247ページ⑥）をとりましょう。

脾（胃腸）の働きを良くして気虚《ききょ》や血虚《けっきょ》を改善する漢方薬があります。症状によって、**熟成ニンニク製剤**、**補中益気湯**《ほちゅうえっきとう》、**四物湯**《しもつとう》、**帰脾湯**《きひとう》、**十全大補湯**《じゅうぜんたいほとう》、**人参養栄湯**《にんじんようえいとう》などをお勧めしています。

気虚にお勧めの食材（242ページ①）、**血虚にお勧めの食材**（243ページ②）を積極的に

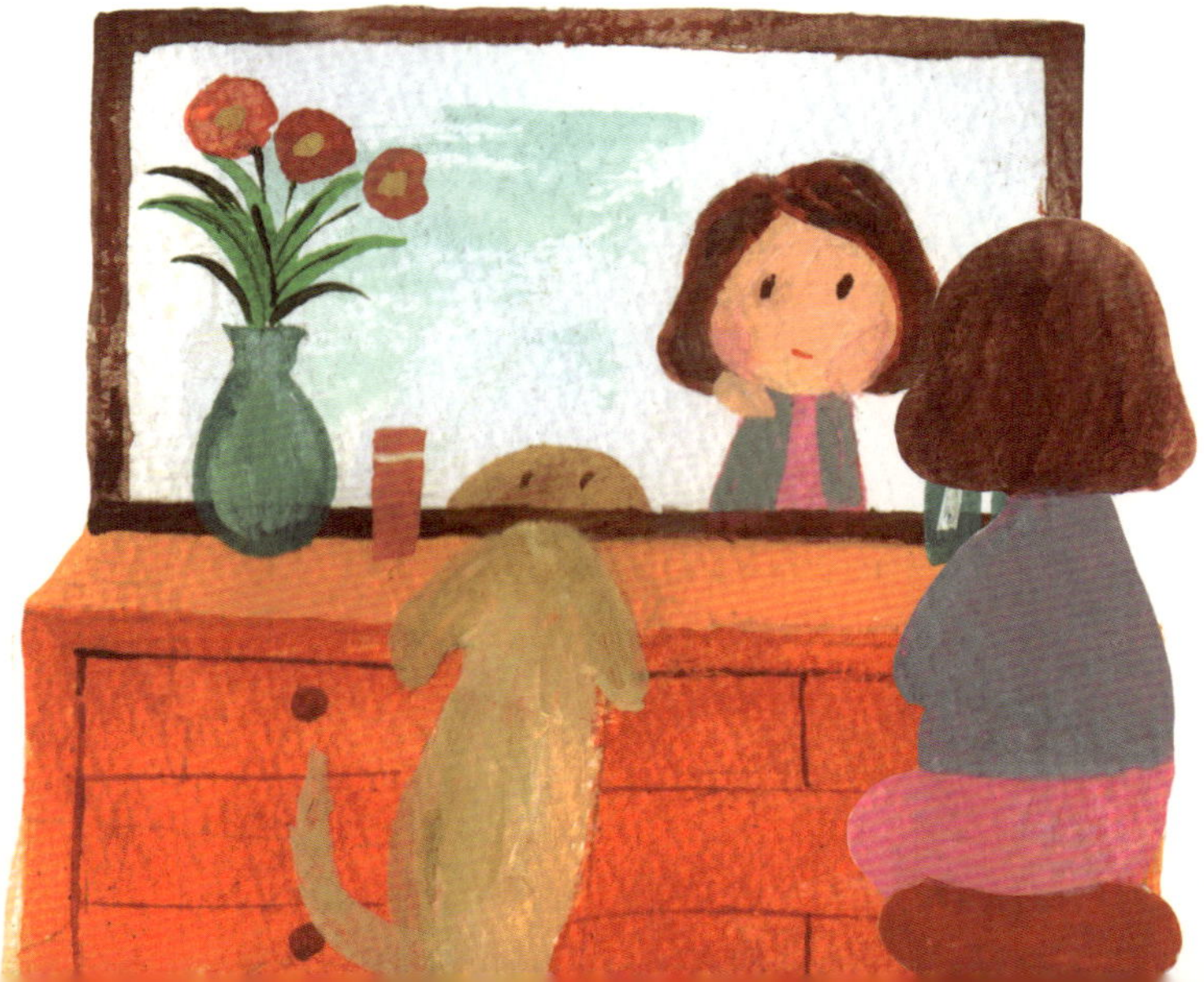

とりましょう。

気血が充実している方は顔色も良く、肌もつやがある方が多いです。

また、ストレスで眠れない日が続いていませんか？　ストレス（気滞《きたい》）も、皮膚を養っている血液の不調に関係します。

「子午流注《しごるちゅう》」

五臓六腑はそれぞれ「一番活発に働く時間」があるとされています。

例えば肝は、丑《うし》の刻（夜中の1時から3時まで）が一番活発に働く時間帯といわれています。丑の刻は、体中の血液が肝に戻り、浄化される時間です。

また、胆は子《ね》の刻（23時から1時まで）が活発に働く時間です。

できれば23時頃までには布団に入ることを心がけてみてください。

症状によって**柴胡疎肝散《さいこそかんさん》**、**柴胡加竜骨牡蛎湯《さいこかりゅうこつぼれいとう》**、**加味逍遥散《かみしょうようさん》**、**逍遥散《しょうようさん》**などをお勧めしています。

肺の不調は肌荒れに影響します

肺はスプリンクラーのように全身を潤しているので、その機能が失調すると肌に潤いを届けられなくなります。

特に秋風が吹く頃は肺の働きが悪くなり、肌がカサカサしてきます。

その頃出回る梨やリンゴなど肌を潤す食材や生薬の白キクラゲ、ゆり根などを利用すると良いでしょう。

潤いを与える食材、気虚を改善する食材を積極的にとりましょう。

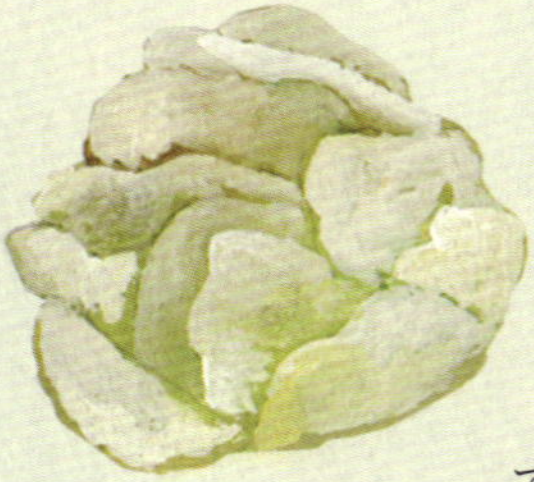

漢方薬は気と血を増やす**帰脾湯**《きひとう》、**十全大補湯**《じゅうぜんたいほとう》などや、肌に潤いを与える**亀板膠**《きばんこう》**製剤**、**当帰飲子**《とうきいんし》などをお勧めしています。

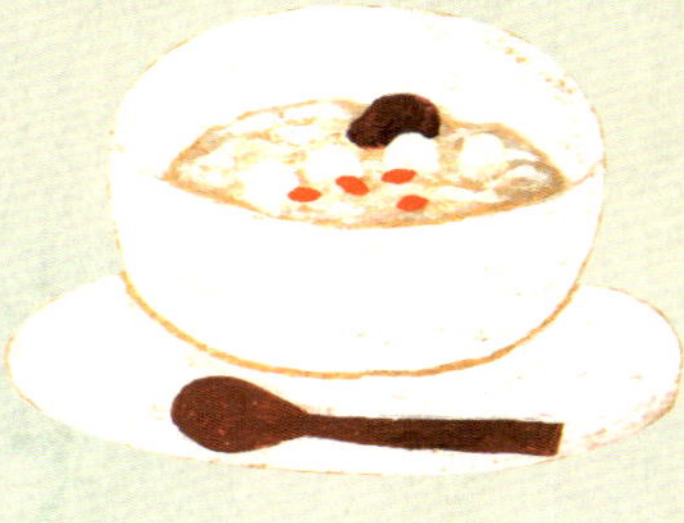

ドロドロ血はシミやサメ肌を作ります

心から出た血液は組織や臓器に必要な栄養を届け、体に不要な物を回収して心に戻るという働きをしています。

血の流れが悪くなると、血の働きをしていない無駄な血液（瘀血《おけつ》）が出来てしまいます（49ページ参照）。

いわゆるドロドロが出来るとその部分が黒っぽくなり、シミや肝斑が出来ます。

気滞、気虚、寒さなどによってもドロドロ血は出来るので、その対策も必要です。**血のめぐりを良くして瘀血を改善する食材**（246ページ⑤）をとりましょう。

症状によって、**三七人参《さんしちにんじん》**、**温経湯《うんけいとう》**、**桃核承気湯《とうかくじょうきとう》**、**血府逐瘀湯《けっぷちくおとう》**、**桂枝茯苓丸《けいしぶくりょうがん》**、**冠心Ⅱ《かんしんに》号方《ごうほう》加減《かげん》**などをお勧めしています。

腎の不調は肌の老化に関係があります

もともと元気で性ホルモンの働きが良かった人でも、後天の精の補充を忘れると肌の老化につながります。

年齢のわりにシワや肌のたるみが多く肌の老化を感じている方は、必須アミノ酸を含むたんぱく質や黒い食材の補充を心がけてください。

・**黒い食材**…黒豆、黒米、黒砂糖、黒キクラゲ、黒酢、昆布、のり、ヒジキ、ワカメ、プルーン、干しブドウなど。

歴史上の美女、中国清朝の女帝・西大后や楊貴妃、クレオパトラなども、若返りのため腎の働きを助ける食事を工夫していたようです。

漢方薬は、冷え性、ほてりタイプなど、症状によって、**八味地黄丸**《はちみじおうがん》、**海馬補腎丸**《かいばほじんがん》、**鹿茸**《ろくじょう》**製剤**、**牡蛎**《かき》**エキス**、**亀板膠**《きばんこう》**製剤**などをお勧めしています。

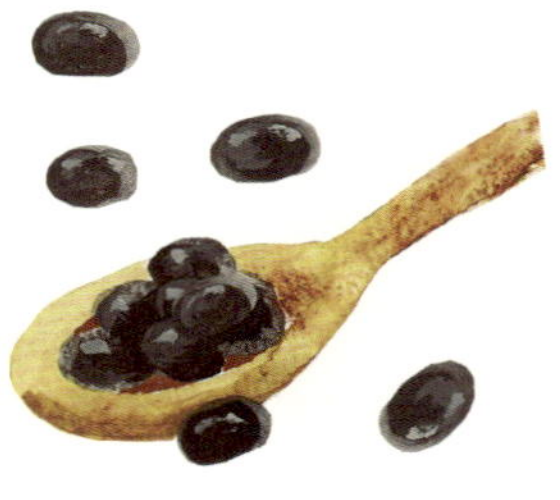

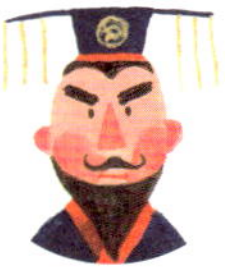

めまいがするときは

メニエール病のようなぐるぐる激しい回転性のめまいが起こったりする場合はもちろんのこと、高齢になると高血圧や脳疾患などがめまいの原因になっているケースもあるので、基本的には内科や耳鼻科での検査や治療が必要になります。

薬局では、慢性的なフラフラした軽いめまいや、ボーっとするめまいのご相談が多いです。

主な原因は――

「脾」の働きの不調による気虚《ききょ》、血虚《けっきょ》、水毒《すいどく》

「腎」の働きの低下による腎陽虚《じんようきょ》、腎陰虚《じんいんきょ》

「肝」の不調で起こった肝陽上亢《かんようじょうこう》、肝火上炎《かんかじょうえん》

などです。

気虚《ききょ》や血虚《けっきょ》のめまい（気血両虚《きけつりょうきょ》）

気のエネルギーの不足によって、脳への血の滋養が不足するのが原因になります。

ボーっとしためまい、倦怠感、話すのがおっくう、息切れ、食欲不振などに加えて、血虚の症状として唇や爪につやがなくなる、動悸、不眠などが起こります。動いたり、生理時や疲労、過労時に悪化します。

帰脾湯《きひとう》、四物湯《しもつとう》、十全大補湯《じゅうぜんたいほとう》、補中益気湯《ほちゅうえっきとう》、当帰芍薬散《とうきしゃくやくさん》、養血当帰膠加減《ようけつとうきこうかげん》などを症状によってお勧めしています。

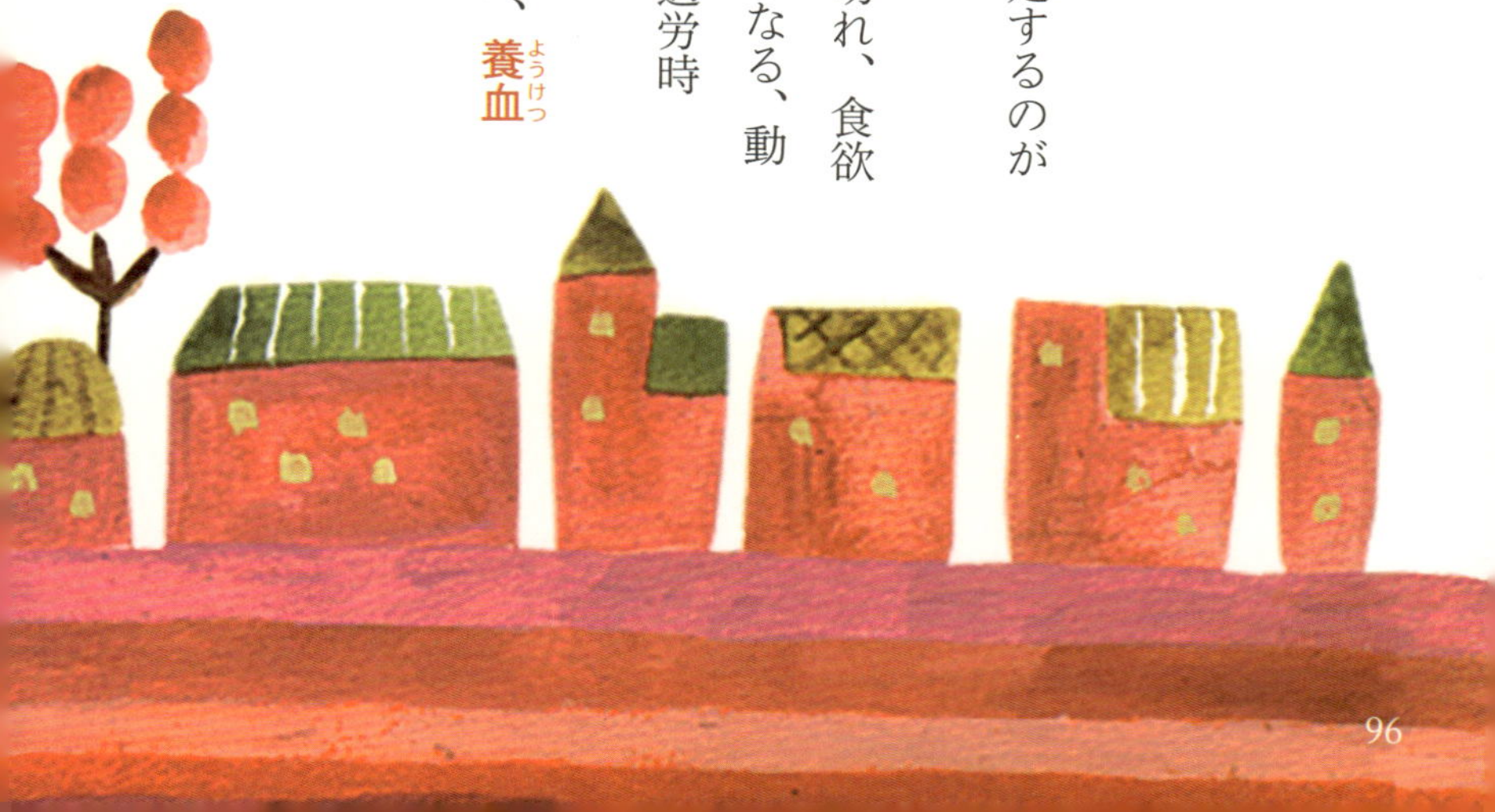

水毒《すいどく》が主な原因になっているめまい

雨降りや湿度が高い日にめまいが起こる方が多くいらっしゃいます。胃腸の働きが悪い方に多く、水分代謝が悪くなり、気血の流れを阻害して脳への滋養を妨げるのが原因です。

めまい、頭痛が長引く、頭が覆われたように重い、胸が苦しい、吐き気、痰が多い、眠くなる、体が重だるい、舌に白い汚い苔が付くなどの症状を伴う場合があります。

半夏白朮天麻湯《はんげびゃくじゅつてんまとう》、苓桂朮甘湯《りょうけいじゅつかんとう》、五苓散《ごれいさん》などをお勧めしています。

腎精《じんせい》の衰えが原因になっているめまい

精が不足して、脳を満たすことができないのが原因です。

めまい、痛みの弱い頭痛、物忘れしやすい、足腰がだるい、足

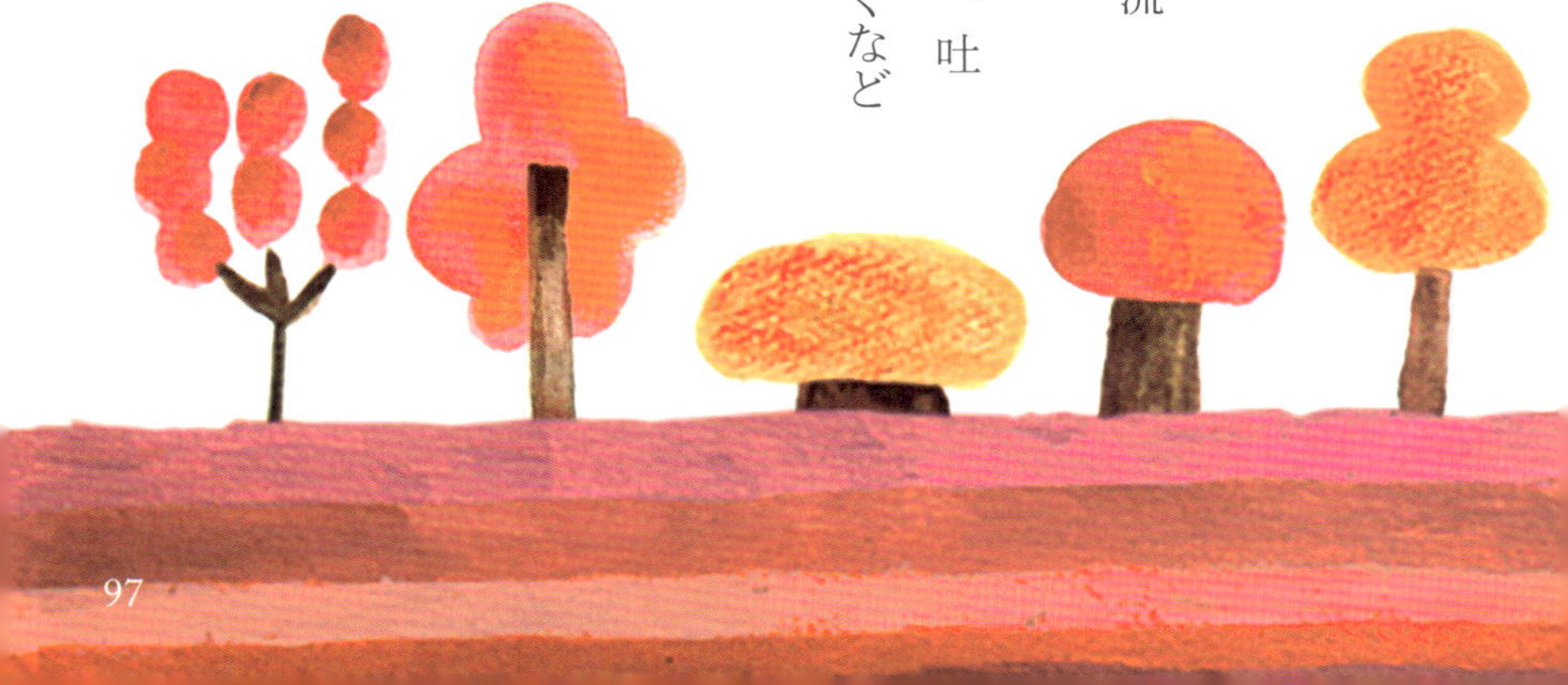

に力が入らない、足腰が弱くなる、耳鳴りなどが起こりやすくなります。

（腎陰《じんいん》不足）のどが渇く、のぼせ、手足の裏がほてる、舌の色が赤く苔が少なくなるなど。**六味丸《ろくみがん》**、**杞菊地黄丸《こぎくじおうがん》**、**知柏地黄丸《ちばくじおうがん》**、**亀板膠製剤《きばんこう》**などをお勧めしています。

（腎陽《じんよう》不足）手足が冷える、寒がる、舌の色が淡く、尿の色が薄く多くなるなど。**八《はち》味地黄丸《みじおうがん》**、**海馬補腎丸《かいばほじんがん》**、**鹿茸製剤《ろくじょう》**などをお勧めしています。

ストレス（肝火上炎《かんかじょうえん》）が原因になっているめまい

ストレスがきっかけで、気のめぐりが必要以上に活発になってしまうと、興奮して感情が激しくなります。

この場合のめまいは比較的強く、イライラ、爆発的な怒り、激しい頭痛や偏頭痛、突然の耳鳴り、難聴、目が赤くなる、口が

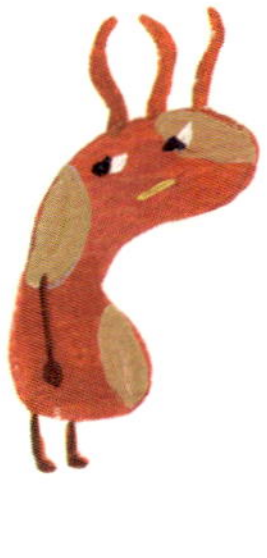

苦く渇く、不眠などが出てきます。

加味逍遥散《かみしょうようさん》、**黄連解毒湯《おうれんげどくとう》**、**竜胆瀉肝湯《りゅうたんしゃかんとう》**などをお勧めしています。それぞれの体質にお勧めの食材を選んでください。

肝陽上亢《かんようじょうこう》（お年寄りに多い症状）

過労などで陰虚が起こり、陽の働きを抑えられなくなると、めまい、頭痛、耳鳴り、偏頭痛、頭が張る（耳の後ろに症状）、怒りっぽい、赤ら顔、目が充血する、不眠、夢をよく見る、不安、口が苦いなどの症状が出ます。疲労や怒りで症状が悪化します。

肝火上炎との違いとしては、陰虚が原因なので上半身に熱症状があるのに下半身は足腰の弱りなど虚証の症状が出る点です。

釣藤散《ちょうとうさん》、**抑肝散《よくかんさん》**、**亀板膠製剤**などをお勧めしています。

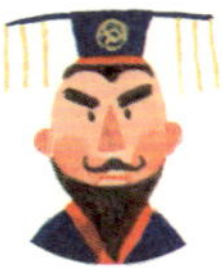

偏頭痛、慢性頭痛にお悩みなら

頭痛や慢性頭痛も、40～50代の方からのご相談が多い不調の一つです。

頭痛、歯痛、腰痛、四十肩、関節痛などなど……私もいろいろ経験しましたが、痛いのって本当に辛いですよね。

痛みに関しては、西洋医学は即効で確実です。

しかし、いわゆる自律神経失調症からくる痛みや、ある条件が揃うと痛みが出るというような場合は、漢方薬の出番です。

まず標治《ひょうち》で痛みを取り、次に本治《ほんち》です。

痛みは、二つのパターンに分けられます。

①「不通即痛《ふつうそくつう》」気滞《きたい》、瘀血《おけつ》、水毒《すいどく》など、頭の中の血管に何かが詰まって気血の流れを阻害しているのが原因の場合です。このような実証《じっしょう》の頭痛は比較的激しく、触られるのを嫌がるという特徴があります。

②「不栄即痛《ふえいそくつう》」気虚《ききょ》や血虚《けっきょ》など気や血が不足しているために患部が滋養されず、痛みが起こっている場合です。痛みはシクシクとした弱い痛みで、押さえると楽になることが多いという特徴があります。

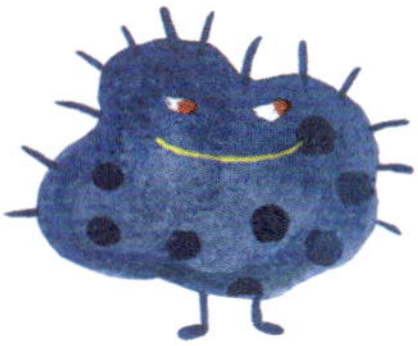

血虚《けっきょ》の体質の方は…

頭痛は慢性的なシクシクした痛みで、生理中、生理の後に起こりやすいのが特徴です。頭痛の他に、めまいや目のかすみ、足がつる、顔色が悪い、爪がもろい、夢をよく見る、不安感や動悸がするなど血虚の他の症状を伴う傾向があります。

頭痛もめまいも、脳への血液の滋養が不足するのが原因です。つまり酸素不足です。私も若い頃経験しました。

四物湯《しもつとう》、**当帰芍薬散《とうきしゃくやくさん》**、**帰脾湯《きひとう》**、**養血当帰膠加減《ようけつとうきこうかげん》**などをお勧めしています。

気虚《ききょ》の体質の方は…

頭痛は慢性的なシクシクした空虚な痛みで、疲れた時や働きすぎた時に起こりやすくなります。またぐっすり寝たり、休息すると楽になるなどの傾向があります。

この場合の頭痛は、気のパワーが不足しているので脳へ酸素を含んだ血液を運ぶ力が悪くなり、血液の滋養が不足するのが原因です。

補中益気湯《ほちゅうえっきとう》、**熟成ニンニク製剤**などをお勧めしています。

気滞《きたい》の体質の方は…

緊張やストレスで気の流れが滞り、痛みが起こります。

頭痛は張るような痛みで同時にイライラしたり、胸が張って痛んだりもします。会議などでずっと同じ姿勢でいたり、緊張したりすると気の流れが悪くなり、気の滞りが起こります。

イライラしやすく、エスカレートすると目が赤くなったり、不眠やめまいなどが起こります。

柴胡疎肝散《さいこそかんさん》、加味逍遥散《かみしょうようさん》、大柴胡湯《だいさいことう》、柴胡桂枝湯《さいこけいしとう》、四逆散《しぎゃくさん》などをお勧めしています。

瘀《お》血《けつ》の体質の方は…

瘀血体質の人や頭部のケガの経験がある人などは要注意です。

一か所に固定されて刺すような痛み、夜間にひどくなるなどの特徴があります。慢性化してなかなか治らないことが多いです。

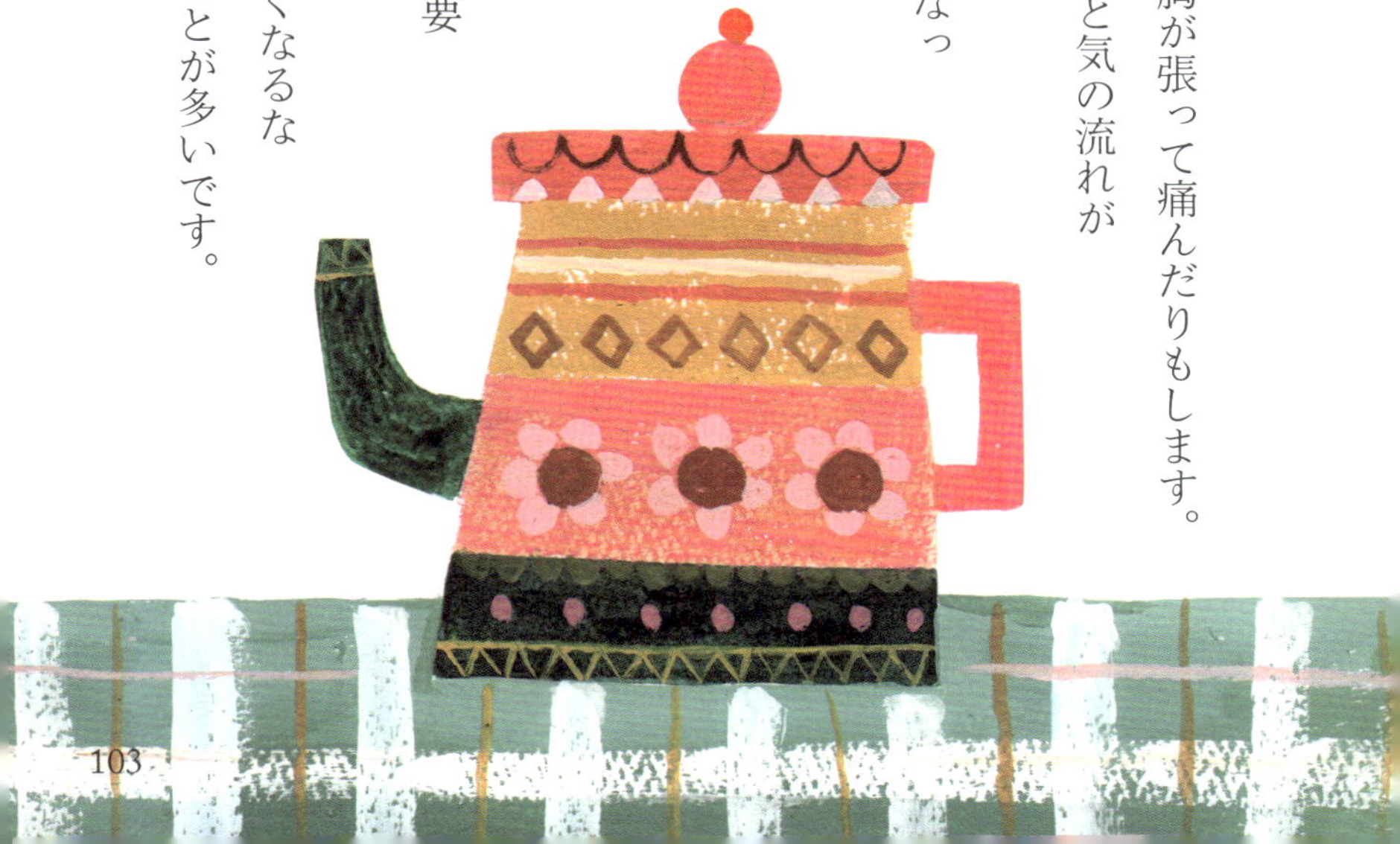

また、肩こりや足に静脈が浮き出たり、シミや肌荒れが多く、唇が赤黒く、生理は色が赤黒く、塊が出ると楽になるというような症状を伴う傾向があります。

血虚や気滞、寒さなどが瘀血の原因になることもあるのでそれぞれの改善に向けた食事や漢方が必要です。

桂枝茯苓丸《けいしぶくりょうがん》、**桃核承気湯《とうかくじょうきとう》**、**血府逐瘀湯《けっぷちくおとう》**、**冠心Ⅱ号方加減《かんしんにごうほうかげん》**、**三七人参《さんしちにんじん》**などをお勧めしています。

水毒《すいどく》の体質の方は…

水毒体質の方は、水はけが悪いために「気」「血」の流れを阻害して脳への滋養を妨げるのが頭痛の原因になります。

重だるいような頭痛で、痛みが長引く傾向があります。めまい、気分が悪い、吐き気、部分的なむくみ、体の重だるさなどを伴うことがあります。

また雨の日や食べ過ぎた翌日などに痛んだり、起床時や午前中痛む場合が多いというような傾向があります。

水毒の原因になっている要因（胃腸、肺、腎）をチェックして、食事や漢方薬を役立ててください。

半夏白朮天麻湯《はんげびゃくじゅつてんまとう》、苓桂朮甘湯《りょうけいじゅつかんとう》、五苓散《ごれいさん》などをお勧めしています。

陽虚《ようきょ》の体質の方（冷えると悪化）は…

冷え性の方で寒冷時に頭が痛くなり、温めると楽になる方がいます。

人参湯《にんじんとう》、当帰四逆加呉茱萸生姜湯《とうきしぎゃくかごしゅゆしょうきょうとう》などをお勧めしています。それぞれの体質にお勧めの食材を選んでください。

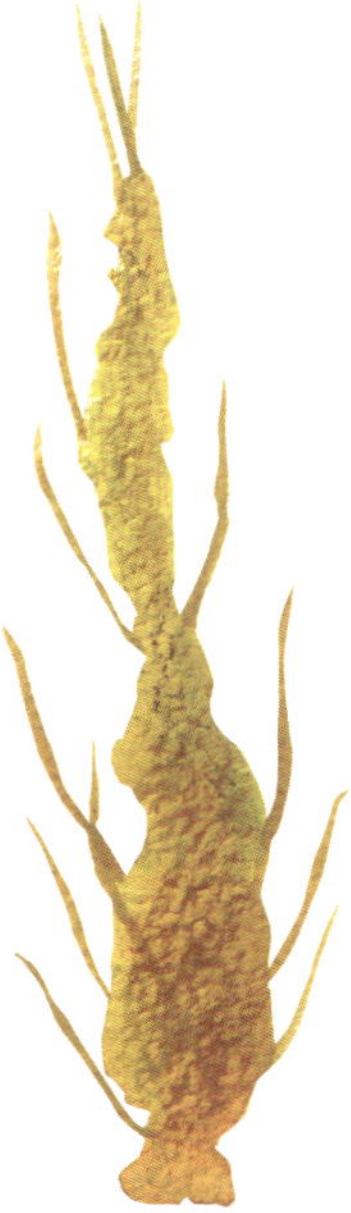

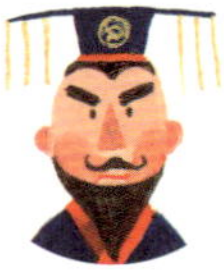

下痢や便秘を繰り返す方は

下痢や便秘は誰でも経験するポピュラーな症状ですが、それらや腹痛がずっと続く症状でお困りの方がいらっしゃいます。潰瘍性の腸炎、大腸ポリープ、大腸がん、クローン病、すい炎などの病気の場合がありますので、病院の検査が大切です。

検査の結果、原因がはっきりしない場合にご相談を受けることが多いです。

主な症状は下痢、便秘、便秘と下痢の繰り返し、腹痛で、頭痛、げっぷ、腹部膨満感などを伴う場合もあります。

肝《かん》脾《ぴ》不《ふ》和《わ》（肝が「相克《そうこく》」関係にある脾を痛めつけている）

ここでもう一つ、漢方のルールを説明します。

五臓の、例えば肝と脾、肝と肺のように隣り合っていない〝一つ置き〟の関係は「相克《そうこく》」といって、お互いに影響しあう関係があります。

このルールにのっとり、肝の気滞がひどくストレスが過剰になると、相克関係にある脾に影響を及ぼすと考えられる場合があります。

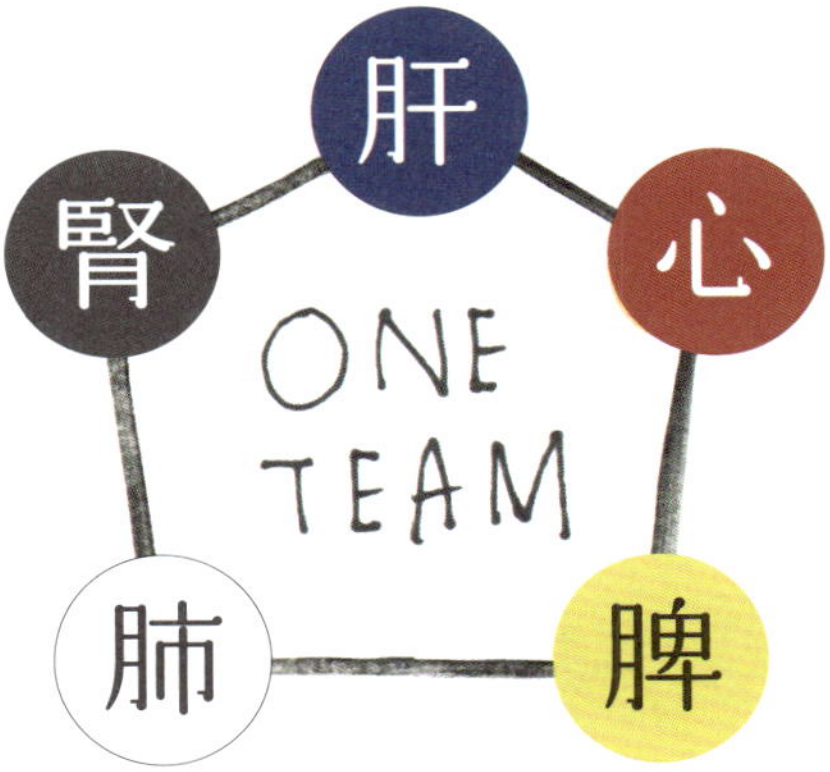

腹部が痛んだり、張ったり、便秘と下痢を繰り返したり、ガスが溜まるなどの症状が出てきます。緊張したり、感情的なストレスを感じることで悪化します。

これに対しては、肝のストレス（気滞）を改善することが第一です。

症状によって四逆散《しぎゃくさん》、柴胡疎肝散《さいこそかんさん》、加味逍遙散《かみしょうようさん》、桂枝加芍薬湯《けいしかしゃくやくとう》、柴胡桂枝湯《さいこけいしとう》などをお勧めしています。

脾胃不和《ひいふわ》（脾と胃の関係が悪くなった状態）

本来、脾の気は「上昇」することが望ましく、胃の気は「下降」することが望ましいです。

胃の下降が不調になるとげっぷや悪心、吐き気などの症状が起こり、脾の上昇が阻害されるとお腹がゴロゴロしたり下痢や軟便、腹痛、腹鳴り、腹が張るなどの症状が起こります。

食べるとすぐ腹が鳴って下痢になることが多いです。

半夏瀉心湯《はんげしゃしんとう》などをお勧めしています。

胃腸虚弱

もともと、胃腸の働きが悪い方は水毒が起こりやすくなります。

脾の水分を運搬する作用が失調しているので、余分な水が脾胃に停滞し、消化の悪い物や冷たい飲み物などで下痢や軟便の繰り返し、食後の腹痛などが起こります。

脾を元気にして余分な水分を取り除く力を回復する漢方薬を使います。
六君子湯《りっくんしとう》、**参苓白朮散《じんりょうびゃくじゅつさん》**などをお勧めしています。お勧め食材は２４７ページ⑥。

胃腸の冷え（脾陽虚《ひようきょ》）

胃腸の弱い方は、血、水、精を作り出す機能が衰え、冷たい食品の過食などで冷え性の体質が起こりやすくなります。

手足の冷えを伴い、むくみが出たり、水のような便などを伴うこともあります。

冷えや冷たい物の摂取、疲れなどで悪化します。

脾を温めて余分な水を取り除く力を回復する漢方薬を使います。

小建中湯《しょうけんちゅうとう》、**大建中湯《だいけんちゅうとう》**、**人参湯《にんじんとう》**などをお勧めしています。

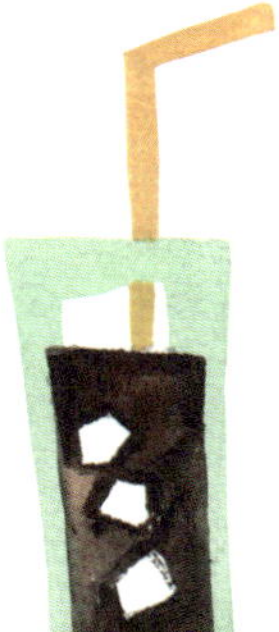

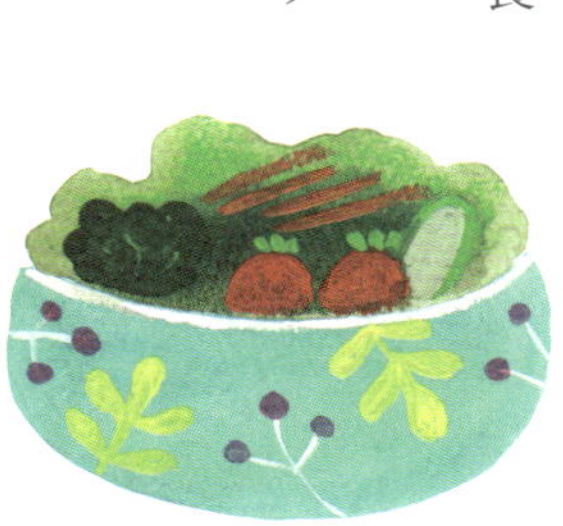

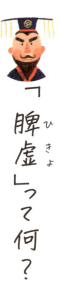

「脾虚《ひきょ》」って何？

脾の働きが悪くなった状態を「脾虚《ひきょ》」といいます。
五臓の働きで説明が難しいのが「脾」の働きです。
脾も解剖学的な「脾臓」とは違います。

胃と大腸は、五臓六腑の働きでいうと「腑」という分類に入るのですが、私は独自に、脾を胃腸の働きと表現しています。

脾（胃腸の働き）が悪くなると実にいろいろな症状が出やすくなるので、私はご相談を受けたときはまず脾（胃腸の働き）をチェックさせていただいています。

脾には、食べた物を消化吸収して栄養物（「水穀《すいこく》の精微《せいび》」といいます）を作り出し、運搬する働きがあります。

また、内臓や組織が下がらないように維持する働きがあります。

したがって、脾の働きが悪くなると、「気虚《ききょ》」「血虚《けっきょ》」「水毒《すいどく》」といった症状や、胃下垂、脱肛など臓器の下垂が出やすくなります。

具体的には、疲れやすい、食欲不振、肌荒れ、顔色が悪くなる、体が重だるい、日中眠くなる、胃下垂など内臓下垂、ポッコリお腹、バストやお尻が垂れる、などが起こりやすくなるのです。

特に日本は周囲を海に囲まれ湿気が多いので、乾燥を好む脾の働きに影響しやすく、特に梅雨の時期に水毒が出やすくなります。日本での漢方薬は、水毒の処方が多いといわれています。

水毒は、重く、濁って、粘稠《ねんちゅう》（＝ネバネバ）性があり、下半身に起こりやすく、しかも停滞するので、症状が長引くという特徴があるのです。
厄介ですよね。

脾虚の改善には、毎日の食事がとても大切です。

必須アミノ酸が豊富なたんぱく質、胃腸の働きを良くする食材は、毎日とるようにしてください。お勧め食材は247ページ⑥。

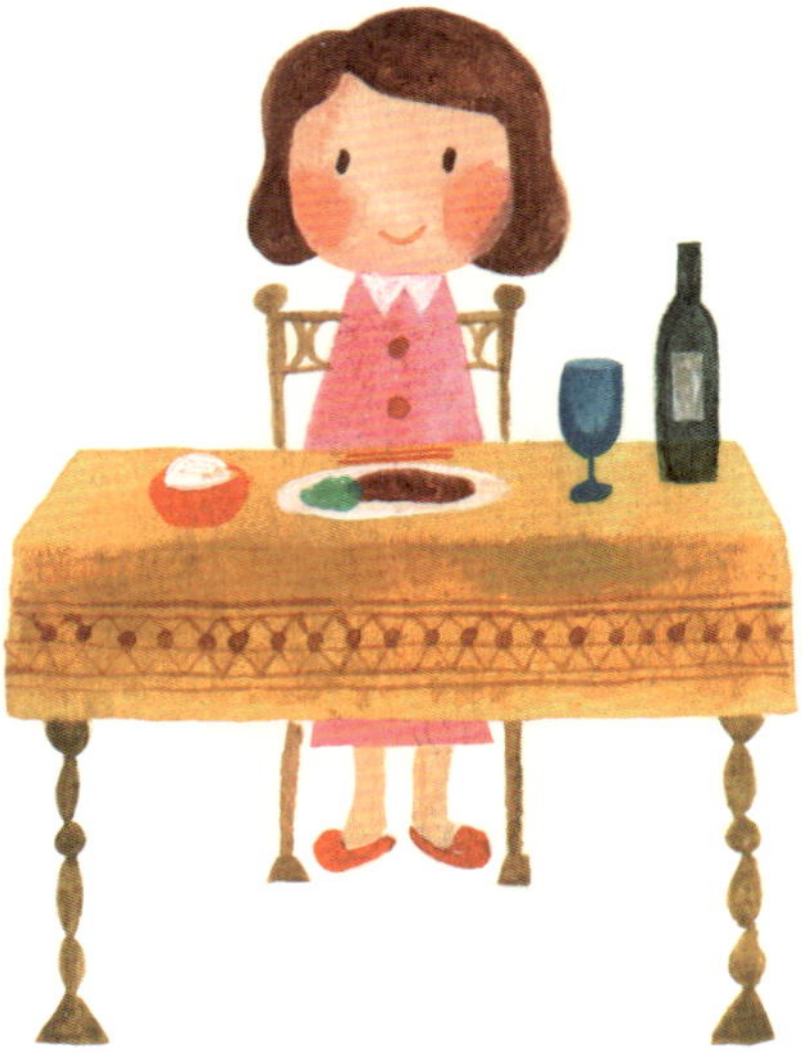

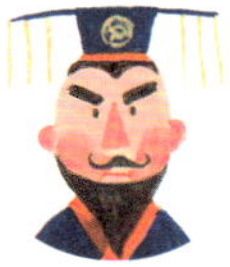

冷え症は未病という病気です

女性は夏でも靴下をはかないと冷える、冷房が苦手な方が多いです。若い頃は薄着をしたり、冷たいものを過食したり、冷えという問題に無頓着でいた人も、40代、50代くらいになると、冷えに悩む人が多くなります。

冷えは万病の元といわれ、生理不順や、生理痛、不妊、頭痛、便秘、下痢など多くの原因になるので要注意です。しかし**「冷え性」という病名は存在しない**ので、病院で処方箋が出ることはなく、ご自分で改善するしか方法はありません。

中医学的に、冷え性の原因と考えられる不調をいくつか挙げると、

・腎の陽虚による温める作用の低下

・気滞による血行障害
・気虚や血虚により組織を栄養できない
・瘀血により部分的な血行障害が起こる

などで、多くの場合、これらの原因が複雑に重なっています。例を挙げると——

胃腸の冷えが原因（脾《ひ》陽虚《ようきょ》）の冷え

冷食や冷たい飲み物などで、体質的に冷え性になることもあります。食欲不振、温かいものを食べると落ちていくのがわかる、顔が青白い、下痢や軟便、水様便が続くなどの症状がある方は、胃腸の冷え（脾陽虚）が原因であることが多いです。まず脾の働きを良くすること（**胃腸の働きを良くする食材**は２４７ページ⑥）、夏でも温かい食べ物を選ぶようにしてください。夏野菜のサラダは体を冷やすものが多いので、なるべく避けて、温野菜にしましょう（**体の中を温めてくれる食材**は２４８ページ⑦）。

症状によって**大建中湯**《だいけんちゅうとう》、**小建中湯**《しょうけんちゅうとう》、**人参湯**《にんじんとう》、**安中散**《あんちゅうさん》、**呉茱萸湯**《ごしゅゆとう》などをお勧めしています。

気虚《ききょ》や血虚《けっきょ》による冷え

食欲不振による栄養不良や、大病、病気が長引いて元気がなくなった等の理由で、気虚や血虚になっていると冷えが起こります。

気虚の方は手足や臓器、末端の組織まで温かい血を運べないので冷えが起こり、血虚の方は温める血液の不足で冷えが起こります。女性の方の冷えはこの原因が一番多いと感じています。

症状によって、当帰芍薬散《とうきしゃくやくさん》、帰脾湯《きひとう》、人参養栄湯《にんじんようえいとう》、十全大補湯《じゅうぜんたいほとう》、熟成ニンニク製剤などをお勧めしています。

気滞《きたい》による冷え

手足など末端が特に冷える傾向がある方は、ストレス

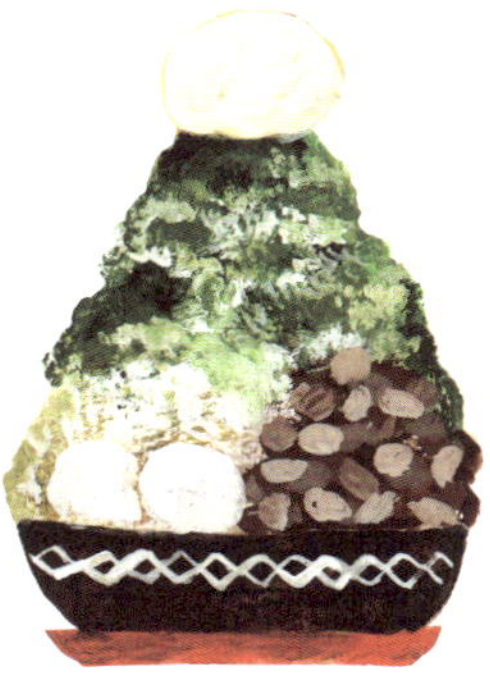

（気滞）が原因の場合が多いです。

イライラしやすく、無臭のおならやげっぷが多かったり、胸やわき腹が張ったり痛んだり、下痢や便秘を繰り返したり、手足が冷えたり、逆にほてりが起こることもあります。

四逆散《しぎゃくさん》、逍遥散《しょうようさん》、当帰芍薬散《とうきしゃくやくさん》、柴胡疎肝散《さいこそかんさん》などを症状によってお勧めしています。

瘀血《おけつ》が原因の冷え

冷え・のぼせがある、唇は舌が青紫色、舌の裏に青黒い血管が出る、あざが出来やすい、寒い日に古傷が痛むなどの傾向がある方は、瘀血が原因になっていることが多いです。

女性は生理や出産などで瘀血が生じやすく、また男性も外傷などの原因で瘀血になることがあります。その他にも瘀血はいろいろな原因で起こるので（１３６ページ以下参照）、その対策も必要です。

桂枝茯苓丸《けいしぶくりょうがん》、血府逐瘀湯《けっぷちくおとう》、温経湯《うんけいとう》、三七人参《さんしちにんじん》、丹参製剤《たんじん》などを症状によってお勧めしています。

水毒《すいどく》が原因の冷え

体の中の水はけが悪くなって水毒が起こり、そのために血行障害をおこすのが原因です。

体の表面にむくみがあるので、寒さや湿気で冷えが強くなります。

全身や足が重だるい、下半身が水の中に浸かっているように冷える、腰痛、梅雨時や寒冷時に特に冷えます。乾燥時や温暖時には冷えが軽くなります。

苓桂朮甘湯《りょうけいじゅつかんとう》、苓姜朮甘湯《りょうきょうじゅつかんとう》、五積散《ごしゃくさん》、当帰芍薬散《とうきしゃくやくさん》、人参湯《にんじんとう》などをお勧めしています。

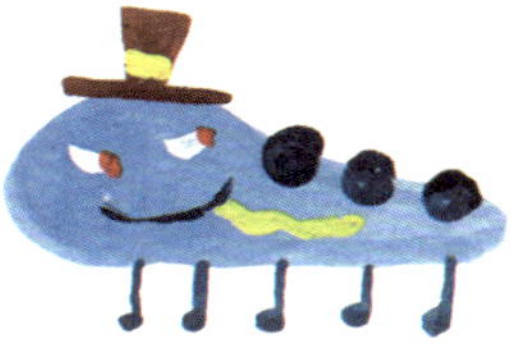

腎気の衰え（加齢による腎陽虚《じんようきょ》）による冷え

腎には腎陽《じんよう》という体を温める働きと、腎陰《じんいん》という体を滋養したり潤したりする働きがあります。

腎陽が不足すると体全体が冷える原因になりますし、腎陰が不足すると足の裏がほてったり、頬がぼーっと熱くなるような症状が出てきます。これらを**「腎虚《じんきょ》」**といい、もともとの体質もありますが、老化や長い病気、過労なども原因になると治療は長引きます。老化によるものが一番厄介です。

腎陽が衰えると、全身や手足が冷えて寒がる、顔色が青白い、寒冷時に小便が多い、夜間頻尿、下痢が周囲に飛び散る、足腰が軟弱で重だるいなどの症状が、また疲労すると腰痛や背痛など腎虚の症状が出てきます。

さらに、気虚や血虚が結果として陽虚《ようきょ》になることもあるので、特に気虚《ききょ》の体質の方は要注意です。

真武湯《しんぶとう》、**八味地黄丸《はちみじおうがん》**、**牛車腎気丸《ごしゃじんきがん》**、**鹿茸《ろくじょう》製剤**などをお勧めしています。

※体を温める食材は２４８ページ⑦を参照してください。その他の食材では、(寒)と書かれているものは避けてください。

冷えを治す薬

中医薬では「補陽薬《ほよう》」といって、冷え性を治す生薬が多く使われています。

例えば鹿茸《ろくじょう》は、オスの鹿のまだ角化していない幼角を乾燥したもので、参馬補腎丸《じんばほじんがん》、参茸補血丸《さんじょうほけつがん》、海《かい》馬補腎丸《まほじんがん》など強壮生薬として使われています。

その他の補陽薬としては、紫河車《しかしゃ》（胎盤）、冬虫夏草《とうちゅうかそう》、海馬《かいば》、淫羊藿《いんようかく》（イカリソウ）、蛤介《ごうかい》（ヤモリ）などがあります。杜仲《とちゅう》、胡桃肉《ことうにく》（クルミ）も補陽薬の仲間です。

補陽のための日本の代表的な漢方薬は八味地黄丸《はちみじおうがん》です。その他真武湯《しんぶとう》、牛車腎気丸《ごしゃじんきがん》などが使われます。

末梢の血行が悪くなって起こる冷えに対しては、筋肉の働きを良くするためにマッサージや入浴などが勧められますが、ストレスや更年期、自律神経失調、老化によって起こる冷えは一時的なものではないので、原因を改善することが肝心です。

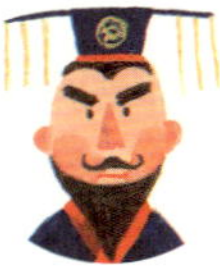

ダイエットしてもやせない方は

若いころは食事を抜いたり、運動したりすることで簡単に1kgや2kgくらいやせたのに、年をとって逆に太りやすくなったというご相談を受けます。

その原因はいくつかありますが、一番考えられるのは**エストロゲンの減少**（30ページ参照）です。

エストロゲンには脂質代謝をコントロールする働きがあります。このエストロゲンが減少すると、血液中のＬＤＬコレステロール（悪玉コレステロール）や中性脂肪が増加しやすくなり、肥満になりやすくなるのです。

この問題に対して、漢方からのご提案は体質改善です。

・脾虚（胃腸の働きが悪い）によるやせにくい体質や下半身太りの方には、補中益《ほちゅうえっ》気《き》湯《とう》、六君子湯《りっくんしとう》、熟成ニンニク製剤を。

・水毒による下半身太りの方には、防已黄耆湯《ぼういおうぎとう》、五苓散《ごれいさん》を。

・ストレス太りの方には、大柴胡湯《だいさいことう》、柴胡疎肝散《さいこそかんさん》を。

・湿熱体質（食べ過ぎ飲み過ぎなどでカロリーオーバーした体）の方には、余分な熱と水を便と尿で取り去る竜胆瀉肝湯《りゅうたんしゃかんとう》、防風通聖散《ぼうふうつうしょうさん》を（防風通聖散は便秘がちな人の肥満薬として市販されていますが、余分な熱を取る薬ですので、胃腸の弱い冷え性の方には

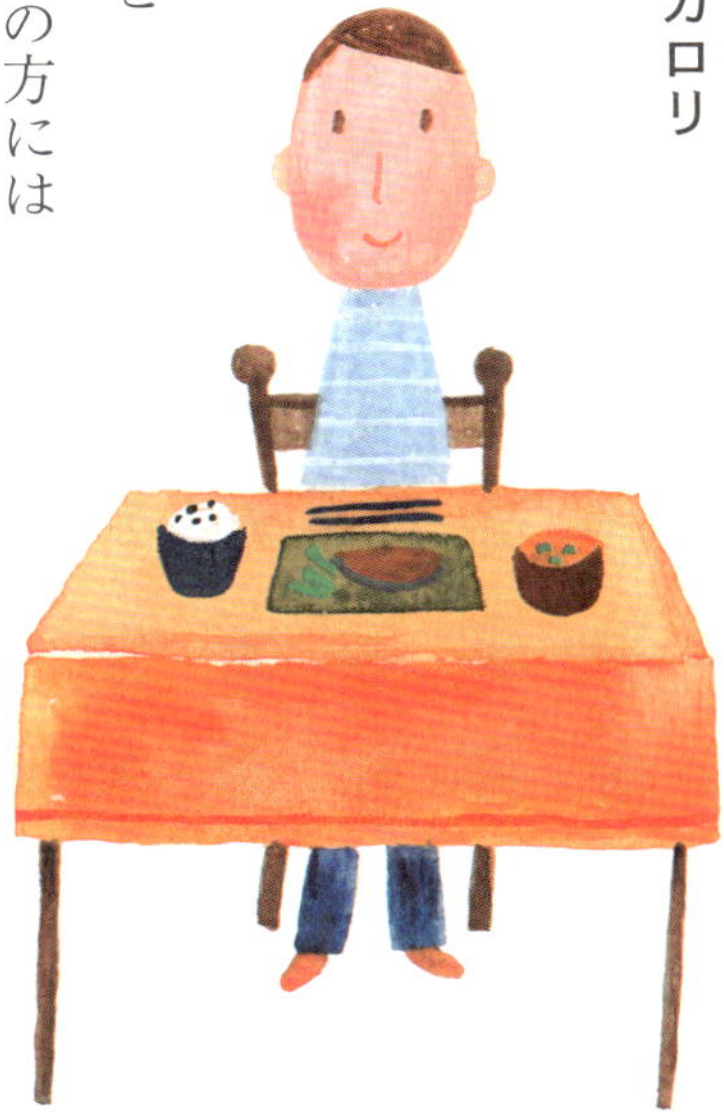

お勧めできません)。

ご相談に来られる方の多くは「脾虚《ひきょ》」(胃腸の働きが悪い)体質です。

五臓の働きで説明しましたように(45ページ参照)、脾は血液や水分を作り出して体に運ぶ仕事と、余った水分を運び出す仕事をしています。

したがって脾の働きが悪くなると、体に必要なたんぱく質などが不足して筋肉が衰え、締まりのない体になります。

また水分の運搬が悪くなるので、余分な水が体に残り、水太り体質になる傾向があります。

さらに、脾にはもう一つ、組織や臓器を下がらないように維持す

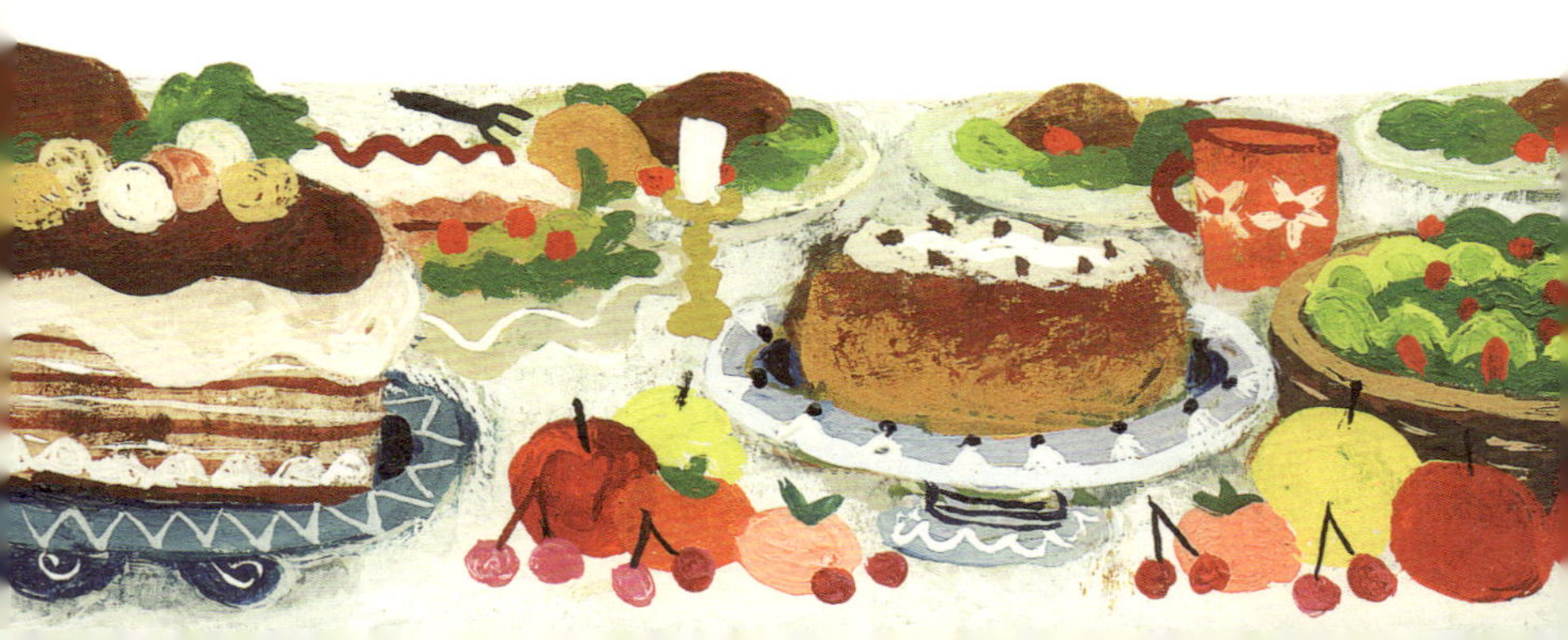

る働きがあります（45ページ参照）。

この働きに支障が生じると、胃下垂や脱肛、子宮脱などが起こり、美容面では、下半身太り、ポッコリお腹、バストが下がる、頬や瞼が下がる、などが起こりやすくなります。


体重が少し増えると、多くの方は食事の量を減らして、脂っこい肉類を避けて生野菜のサラダなどに偏った食生活になりがちです。

そのままの生活を続けると、たんぱく質が不足します。すると、筋肉が少なくなり、基礎代謝（眠っているときなど何もしなくても消費されるカロリー）が減少し、ますますやせにくい体質が生まれるのです。

また生野菜の過食は冷えを助長します。

体が冷えると基礎代謝も落ちるので、太りやすくなる原因になり

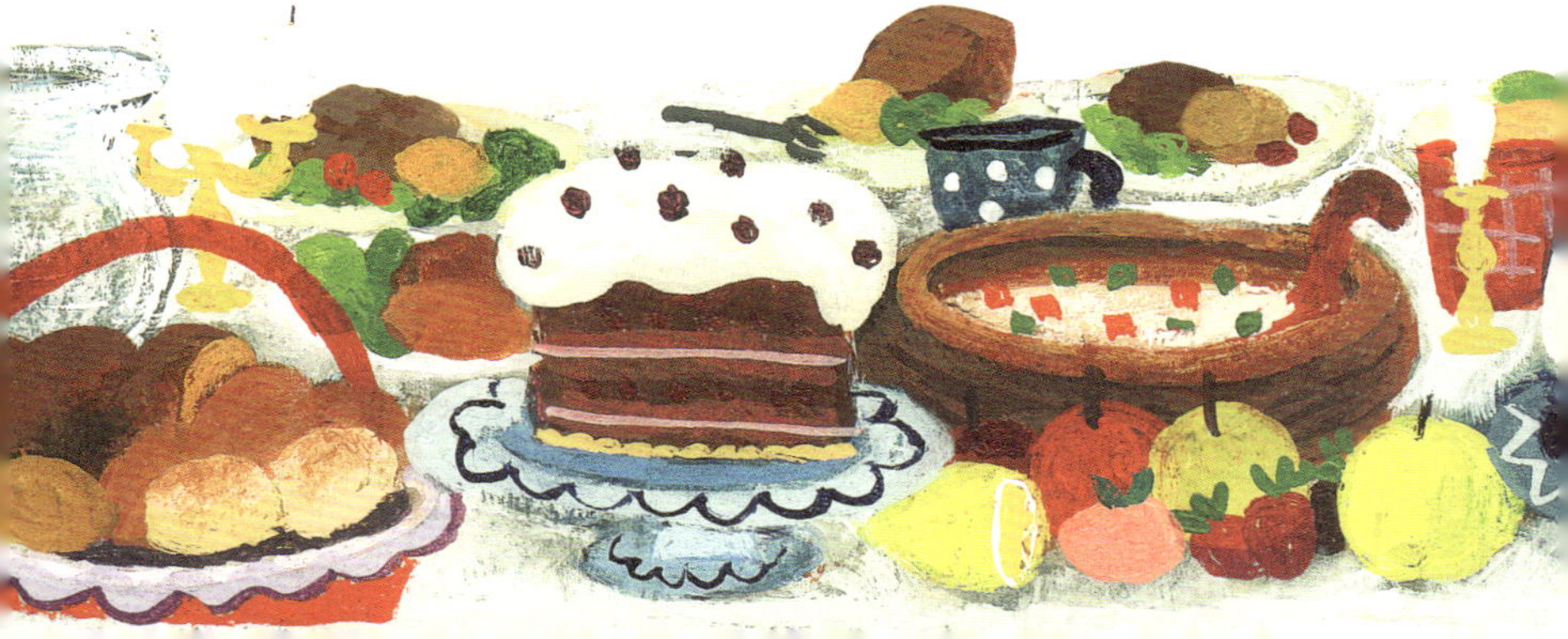

ますよ。

たんぱく質をしっかりとる食事を実行すると、筋肉が増えて、基礎代謝が上がるのでやせやすくなるのです。

食事制限でやせられない方は、この問題を考えてみてください。

また、「ストレスがあると食べてしまう……」という方がいます。

過食にも自律神経が関係しているといわれています。

その理由は、食べることで満腹になるとリラックス感が得られるからです。胃腸の消化吸収作用は副交感神経が受け持っているので、満腹感によってリラックスホルモンが働くのです。

ストレスで交感神経が優位になると、副交感神経を働かせるために「やけ食い」をするようになり、それで一時的にリラックス感が得られるので、また食べるという悪循環が生まれます。

ダイエットのご相談では、食欲を我慢できる方とできない方がいます。

ストレスタイプの方はどちらかというとプラス思考の方が多く、プラスの努力はできるのですが、食べ物を減らすというマイナスの努力が苦手な方が多いようです。

このタイプの方は、カロリーが少なくても満腹感の得られる食べ物や、運動でカロリーを減らすというダイエットをしてください。

また、それぞれの体質改善の食材（２４２ページ以下参照）を参考にしてください。

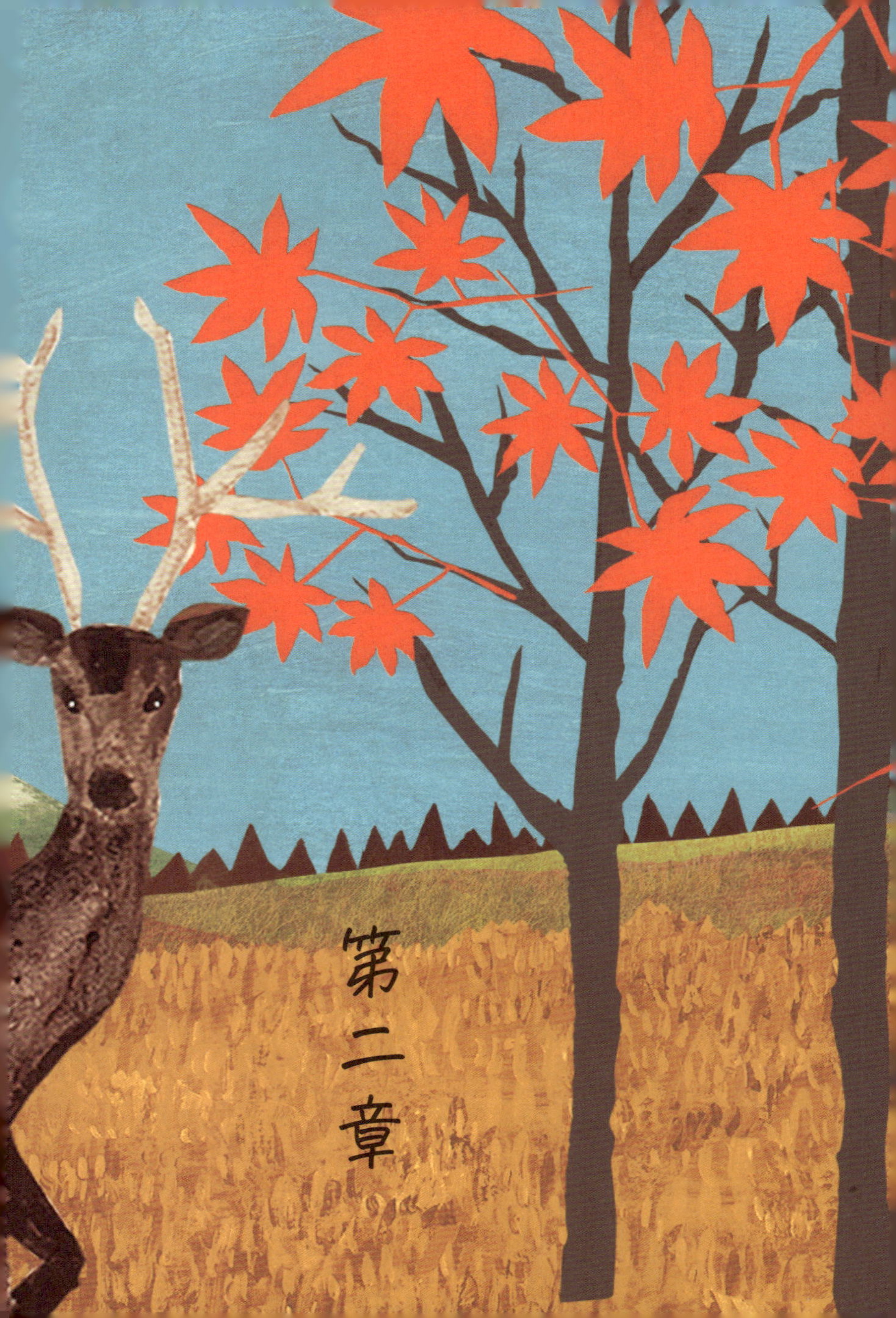

第二章

身近な年上の方の養生

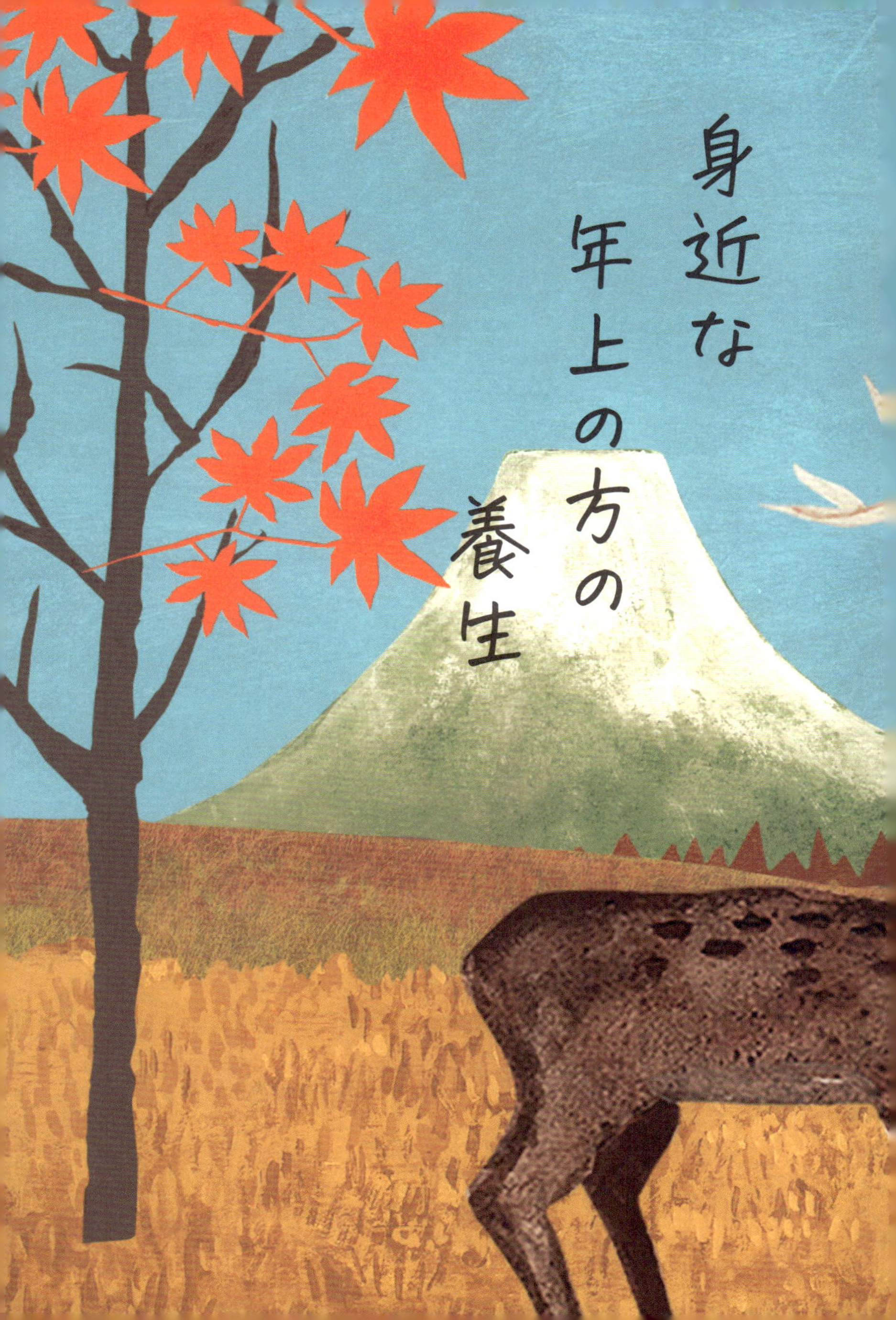

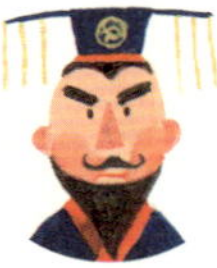

知っておきたい、老化で起こる不調

近年は、核家族化が進んだこともあり、単身世帯がますます増えています。
ご両親、ご親戚、ご近所など、身近に〝おひとり様〟はいらっしゃいませんか？
私の友人達の中にも、おひとりで生活されるようになった方が増えてきています。

まだ若い方もいずれ行く道、将来老化によって起こりうる体の不調がどんなものか、知っておいてください。
そして身近にお困りの方がいらしたら、そっと寄り添ってみてください。

年をとると、次のような症状が出てきやすくなります。

・病院の検査で高血圧や糖尿病など生活習慣病を指摘されるようになってくる
・物忘れが多くなってくる
・視力低下、難聴がすすんでくる
・転びやすくなって骨折したりする
・夜間のトイレが多くなってくる
・尿もれや便がもれるようになってくる
・ささいな事で怒りっぽくなってくる

特に、ご自分のご両親や身近な方が変わっていくのを感じるのはとても辛いことですよね。

一番多く出やすいのは、高血圧や糖尿病などの**生活習慣病**です。
60代くらいになると、多くの方は病院の検査で血圧や血糖値、コレステロール値が高くなっているのを指摘されるようになります。

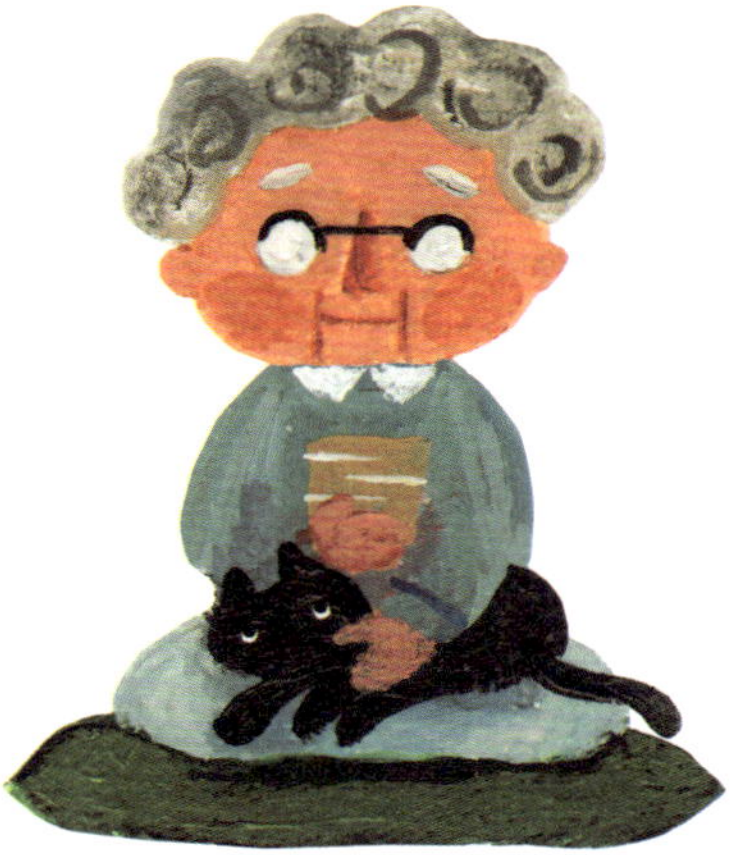

糖尿病、高コレステロール血症、肥満、高血圧、がん、心臓病などは、運動不足やカロリーオーバーの食事など、毎日の生活習慣の悪さが大きな要因となっています。

また年を重ねれば誰でも血管の老化が起こります。柔らかかった血管は水道管のホースのようになり、さらにガス管のホースのように収縮性が悪くなり、動脈硬化が進むといわれています。

そのような生活習慣病に加えて、視力や聴力の低下、夜間のトイレ、尿もれや便もれ……怒りっぽくなるなどの変化も起こるようになります。

そして一番心配なのは、認知症ですよね。

これらに対して、食事療法、運動療法を実行されている優等生の方や、かかりつけの医院で健康管理されている方もいらっしゃることでしょう。

私は、それに加えて、漢方からの生活習慣の改善をお勧めしたいと思います。

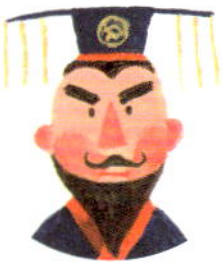

漢方から考える生活習慣病の原因

生活習慣病の主な原因は何でしょうか？

例えば運動不足、高カロリーの食事などは肥満や高血圧、糖尿病などの原因になるといわれています。

日本ではウエスト周りが男性85㎝、女性90㎝以上で、血圧、血糖値、脂質の三つのうち二つ以上が基準値以上だと**メタボリックシンドローム**（略してメタボ）というイエローカードが出されます。

病院ではまずアルコールの過飲や肉類や脂肪の過食を避けたり、運動などで体重を管理するよう指導され、必要に応じて内服薬が処方されます。改善が見られないと、薬の種類や数がどんどん増えていく方も多くいらっしゃいます。

このメタボは、糖尿病、高コレステロール血症、肥満、高血圧、がん、心臓病などの原因になるとされています。

糖尿病や高脂血症になると砂糖水のような濃い血や、脂分の多い**ドロドロした血**が血管を流れることによって、ヘドロが溜まってしまう状態になります。水道管に油のカスがこびりついているような状態です。

ドロドロの血液が血管を流れることで血流が阻害され、高血圧や脳梗塞、心筋梗塞などが起こりやすくなったり、目の血管が詰まれば網膜症に、下肢の血管が詰まれば最悪の場合は足の切断手術をされる方もいらっしゃいます。

しかしこのドロドロ血の原因は、メタボだけでしょうか？

漢方では、いわゆるドロドロ血のことを「**瘀血**《おけつ》」と呼びます。

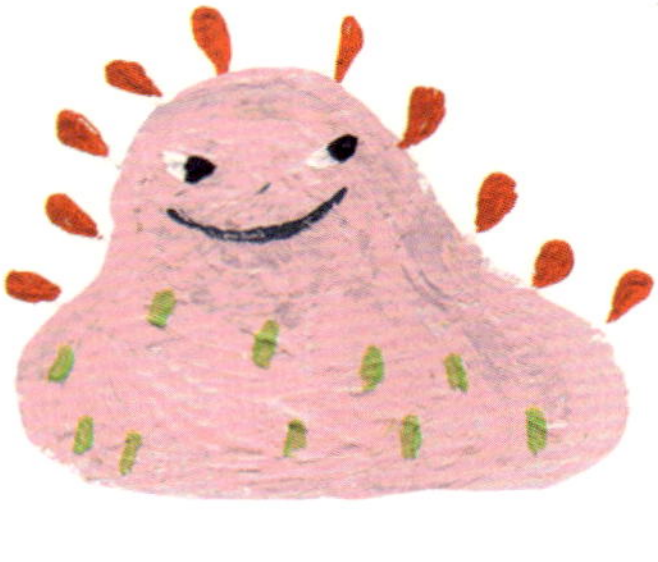

漢方で考える「瘀血」とは、機能を果たせなくなった血液が滞っている状態を指します。

正常な血液は体の全身の臓器、細胞に酸素や栄養を運び、役目を終えた血液を再び心臓に運びます。

瘀血は、体内に生理機能をしない血液が滞っている状態のことです。簡単に言えば、役に立たないドロドロした血が溜まっている状態です。

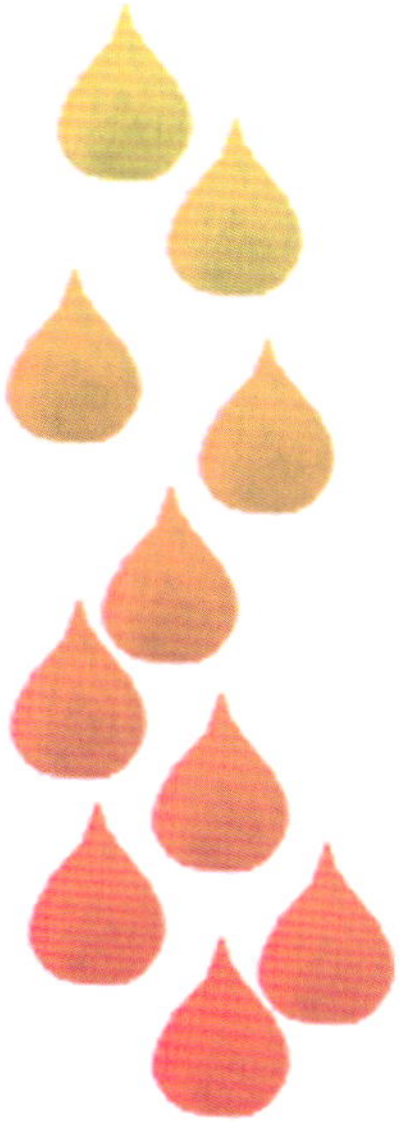

気の巡りが悪くなって気が体内に滞っている状態を「気滞《きたい》」、水の巡りが悪くなって体内に汚れた水が滞っている状態を「水毒《すいどく》」とか「痰濁《たんだく》」というように、血の巡りが悪くなって血が体の一部分に滞っている状態を「瘀血」と呼んでいるのです。

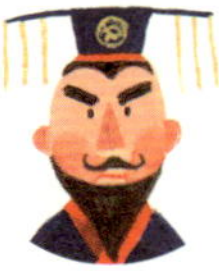

ドロドロ血は万病の元

瘀血《おけつ》は体のいろいろな場所に起こり、体の不調をもたらすので万病の元といわれます。

血管の長さは毛細血管まで含めると約10万㎞もあるといわれています。ドロドロ血（瘀血）はそんな長い体中の血管の中で、つまり体のいろいろな場所で、さまざまな不調を起こします。

例えば瘀血のために、血管が目詰まりして段々と細くなっていけば、血流が悪くなります。それに対して体が血圧を上げようとする結果、高血圧が起こります。血液をより強い力で循環させなければならないため、心臓に負担を与えて、心肥大や心不全の原因にもなります。

さらに血管の目詰まりが進めば臓器や組織に流れる血がついには途絶えて、心筋梗塞や脳梗塞、狭心症の原因になります。

血管に圧力がかかり続けば、脆くなった血管が破れて脳出血やくも膜下出血の原因になります。

子宮に瘀血が起これば、生理痛、生理不順、不妊症、子宮内膜症、子宮筋腫などの婦人科疾患、その他にも肩こり、腰痛、膝痛、冷え、のぼせ、肌荒れ、痔核などの症状につながります。

こうしたご相談の多くは「瘀血」が原因になっていることもあるのです。

したがって、**瘀血の改善や予防は、時に命に関わることもある、とても大切なこと**なのです。

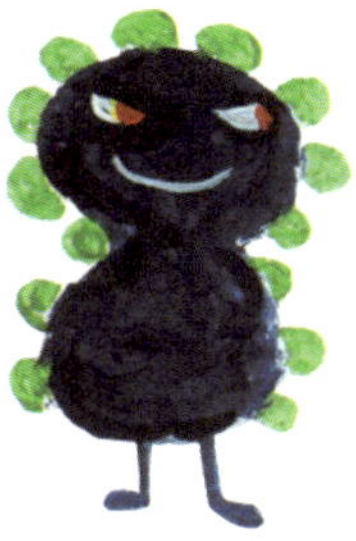

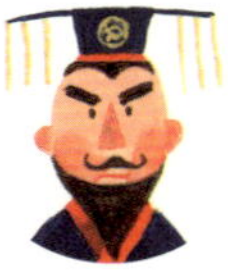

漢方から考えるドロドロ血の対策

漢方では、食事制限や運動が必要なのは、湿熱《しつねつ》タイプの方（いわゆるメタボの方）だけで、ドロドロ血の改善についてはもっと幅広く対策を考えています。

ストレスの多い方（気滞《きたい》）、疲れて気力がない方（気虚《ききょ》）、臓器を養う血液不足の方（血虚《けっきょ》）、寒いところで働いたり、冷え症の方、水はけが悪い方（水毒《すいどく》）、辛い物やアルコールをとりすぎている方（湿熱）などは、瘀血《おけつ》が起こりやすいと考えます。

ストレスは瘀血《おけつ》を作りやすくなります

ご近所に、スポーツ万能なまだ若い元気な方が、突然脳梗塞で倒れたことがありました。

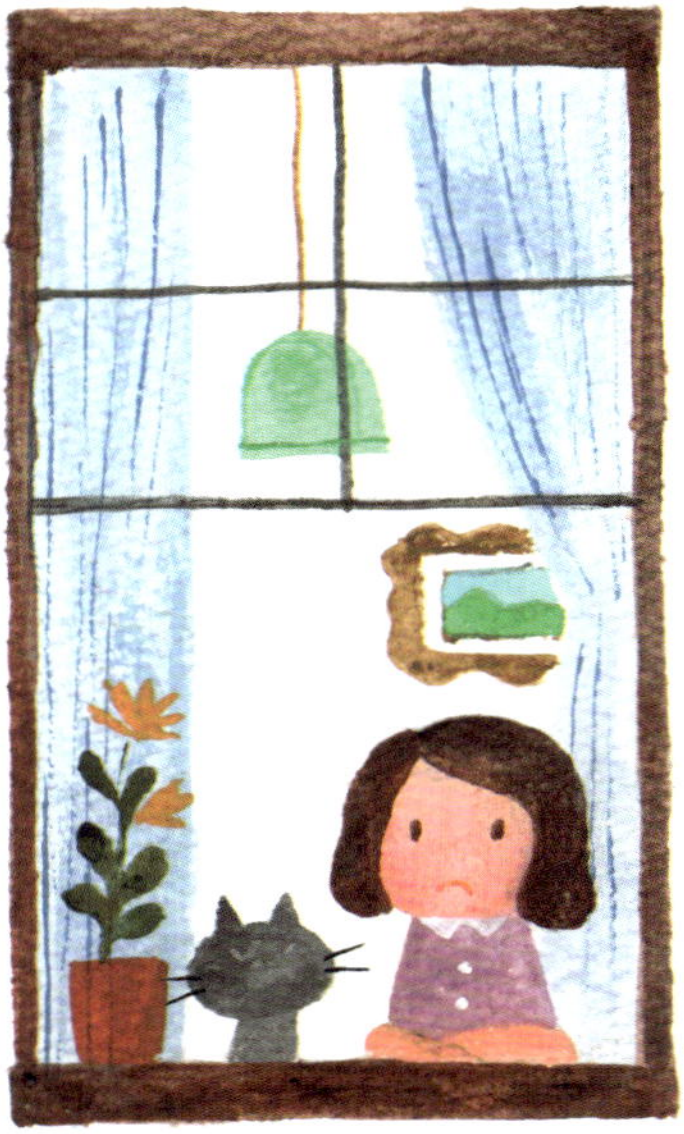

残業などで働きすぎの方、周りの方に気を使う方、弱音を吐かない方などはストレスを溜めやすく（気滞）、ドロドロ血を作りやすくなります。

中国の文化大革命の時には、ストレスで倒れる要人が多かったらしく、その対策として、ストレスによる気滞から瘀血になってしまうことを予防する「冠心Ⅱ号方《かんしんにごうほう》」という漢方薬を、国を挙げて開発したといわれています。

冠心《かんしん》Ⅱ《に》号方《ごうほう》加減《かげん》、**大柴胡湯《だいさいことう》**、**柴胡加竜骨牡蛎湯《さいこかりゅうこつぼれいとう》**、**抑肝散《よくかんさん》**、**加味逍遥散《かみしょうようさん》**などをお勧めしています。

元気のない方や血液不足の方も瘀血になりやすくなります（気虚《ききょ》、血虚《けっきょ》）

メタボではないやせたご老人ですが、高コレステロールを指摘されて、太らないように肉類や卵を避け、カロリーを制限し、野菜中心の食事を心がけている方がいらっしゃいました。

栄養不足などで血液のストックが不足していれば、血管内を流れる血液量が不足することで、血の流れが悪くなり、部分的に瘀血が起こりやすくなります。

肉や魚をしっかりとって、血管を強くするたんぱく質を補充し、まず気虚や血虚の体質を改善する方が先決ではないでしょうか。検査結果だけを見て全体を見ないのは本末転倒です。

補中益気湯《ほちゅうえっきとう》、帰脾湯《きひとう》、人参養栄湯《にんじんようえいとう》、熟成ニンニク製剤などをお勧めしています。

冷えも瘀血《おけつ》をつくります（陽虚《ようきょ》）

寒い地方に住んでいる方や、寒いところで働いている方に、高血圧や脳梗塞が多い

郵　便　は　が　き

料金受取人払郵便

豊島局承認

5629

差出有効期間
2026年10月
31日まで

●上記期限まで
切手不要です。

170-8790

333

東京都豊島区高田3-10-11

自由国民社

愛読者カード　係 行

住所	〒□□□-□□□□　都道府県　市郡(区)			
	アパート・マンション等、名称・部屋番号もお書きください。			
氏名	フリガナ	電話	市外局番　市内局番　番号 (　　　)	
		年齢	歳	
E-mail				

どちらでお求めいただけましたか？

書店名（　　　　　　　　　　　　　　　　）

インターネット　1．アマゾン　2．楽天　3．bookfan
4．自由国民社ホームページから
5．その他（　　　　　　　　　　　　　　　　）

ご記入いただいたご住所等の個人情報は、自由国民社からの各種ご案内・連絡・お知らせにのみ利用いたします。いかなる第三者に個人情報を提供することはございません。

『心も体もやさしくととのう 漢方養生の手帖』を
ご購読いただき、誠にありがとうございました。
下記のアンケートにお答えいただければ幸いです。

●本書を、どのようにしてお知りになりましたか。

□新聞広告で（紙名：　　　　　　　　　　新聞）
□書店で実物を見て（書店名：　　　　　　　　　　）
□インターネットで（サイト名：　　　　　　　　　　）
□人にすすめられて　□その他（　　　　　　　　　　）

●本書のご感想をお聞かせください。

※お客様のコメントを新聞広告等でご紹介してもよろしいですか？
（お名前は掲載いたしません）　□はい　□いいえ

ご協力いただき、誠にありがとうございました。
お客様の個人情報ならびにご意見・ご感想を、
許可なく編集・営業資料以外に使用することはございません。

というデータがあります。冷えは血行を悪くして血液の滞りが起こりやすくなります。寒い地方の方ばかりでなく、冷たいものばかり召し上がっている方も注意しましょう。

慢性的に冷え症になっている方は、まず食事から改善する必要があります。

八味地黄丸《はちみじおうがん》、**人参湯《にんじんとう》**、**鹿茸《ろくじょう》製剤**などをお勧めしています。

いわゆるメタボ（湿熱《しつねつ》）

もともと胃腸が丈夫で食欲旺盛の方は、辛いものを好んで食べていたり、お付き合いも多く、アルコールをとり過ぎたりしている方が多いです。そのような生活は、内臓に熱を持つようになり、血が熱を持ってしまう「血熱」によって「瘀血」になることがあります。

竜胆瀉肝湯《りゅうたんしゃかんとう》、**黄連解毒湯《おうれんげどくとう》**などをお勧めしています。

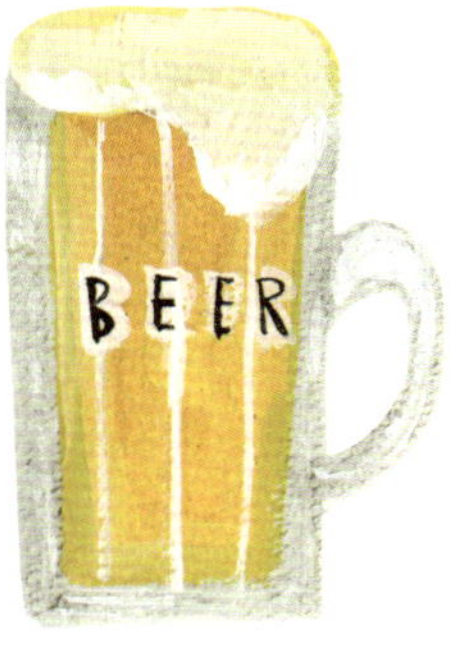

水はけの悪い体質（水毒《すいどく》）

体の中の余分な湿（水毒）は放っておくと、粘度が増して「痰濁《たんだく》」となってしまいます。痰濁が血管を圧迫すれば、血液の流れも停滞するようになり、瘀血になってしまいます。水毒の大本の原因になる胃腸の働きを改善することが大切です。

五苓散《ごれいさん》、**防已黄耆湯《ぼういおうぎとう》**などをお勧めしています。

瘀血は若い方の子宮内膜症や、子宮筋腫、内痔核などの原因にもなります。

食品に含まれるカロリーや栄養素といった西洋医学の知識に加えて、漢方に基づき体質に応じて勧められる食品を利用すれば、より効果的な食生活ができるはずです。その目的のために東洋医学の知恵をプラスするという選択肢があることを知ってください。

瘀血対策にお勧めの食材は２４６ページ⑤を参照してください。

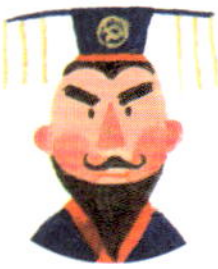

尿もれや便もれにお悩みの方へ

尿もれや便もれのご相談も多く頂きます。

若い方でも少し力を入れたり、くしゃみをすると軽い尿もれがある方がいますが、笑ったり、少し動いただけで尿もれが起こるようになったり、便が少しもれたりするようになると深刻です。

腎《じん》の衰え

お年寄りの尿もれ便もれやの原因の一つは、腎の働きの衰えです。

腎は精の貯臓の他に、もう一つ、耳と尿と便を管理する仕事をしています。

年をとって、腎の働きが悪くなると耳が聞こえにくくなります。

それに加えて深刻なのが、尿や便のチョイもれです。

腎は**開闔**《かいこう》という働きによって、不要になった水を尿として排出する働きをしています。

また肛門の働きも管理しているため、腎の働きが悪くなると尿や便のチョイもれが起こると考えられています。

チョイもれにはまず、腎を温めてください。衣類などで外から温めることもお勧めですが、温める食材（２４８ページ⑦の**腎を温めて精をつける食材**）で内部から温めることが大切です。
体を温める漢方薬**八味丸**《はちみがん》がチョイもれのコマーシャルによく出てきますね。また**鹿茸**《ろくじょう》**製剤**で腎を温めるのもお勧めです。
その他**人参湯**《にんじんとう》、**小建中湯**《しょうけんちゅうとう》、**大建中湯**《だいけんちゅうとう》などで胃腸を温めるのも有効です。

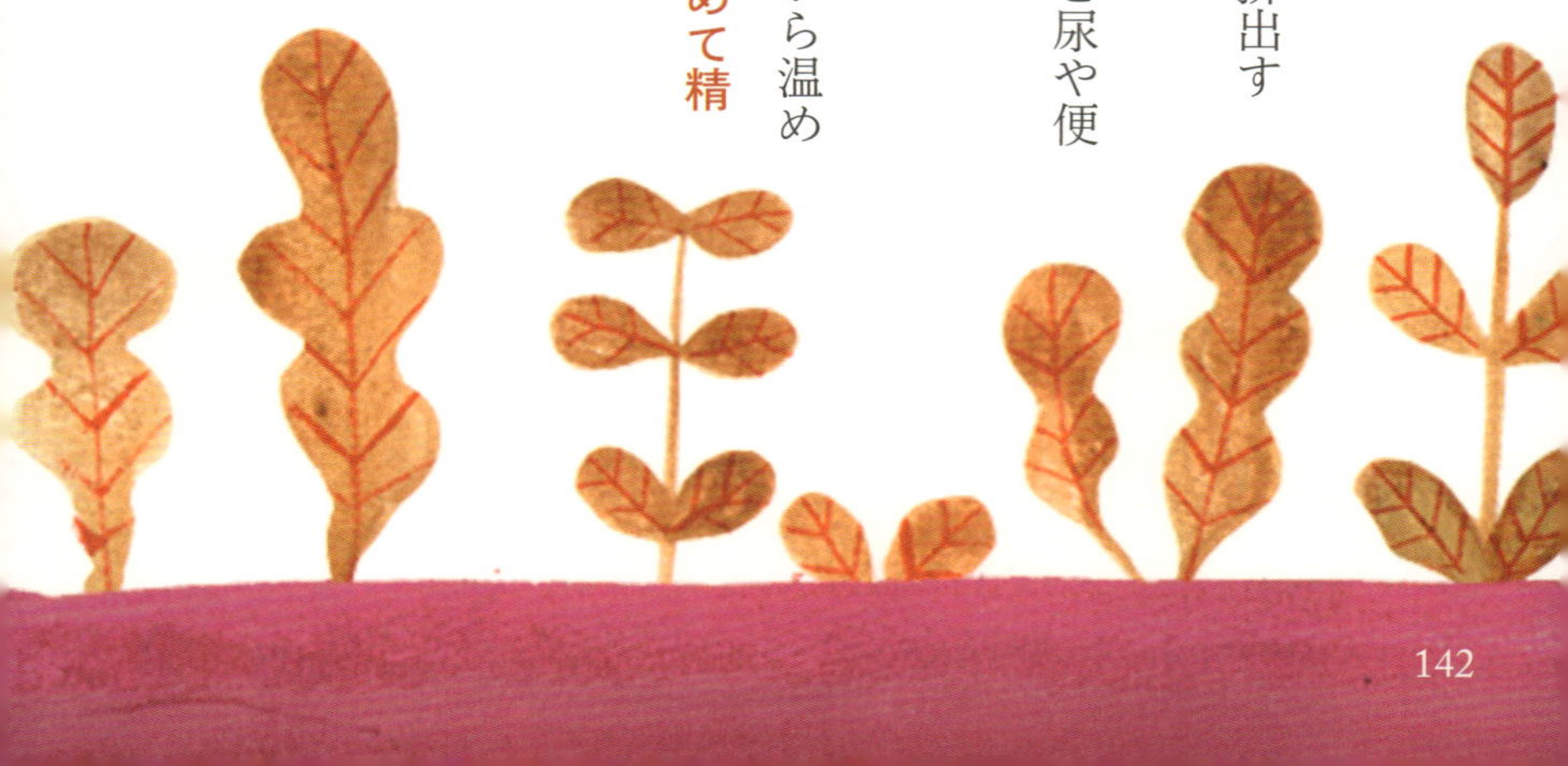

気虚《ききょ》の方には…

気虚の方も、内臓を上に持ち上げる働きが悪くなるので、尿もれが起こりやすくなります。

疲れやすい、気力が湧かない、持続力が低下する、集中力が低下する、手足が冷える、寒がる、しょっちゅう風邪をひくというような方には、**補中益気湯《ほちゅうえっきとう》**、**熟成ニンニク製剤**などをお勧めします。

それぞれの原因から尿もれや便もれを改善する漢方薬があるので、相談されるとよいでしょう。また、それぞれの体質にお勧めの食材を選んでください。

年齢を重ねるごとに尿もれや便もれの悩みを持つ方が多くなりますが、大丈夫です。

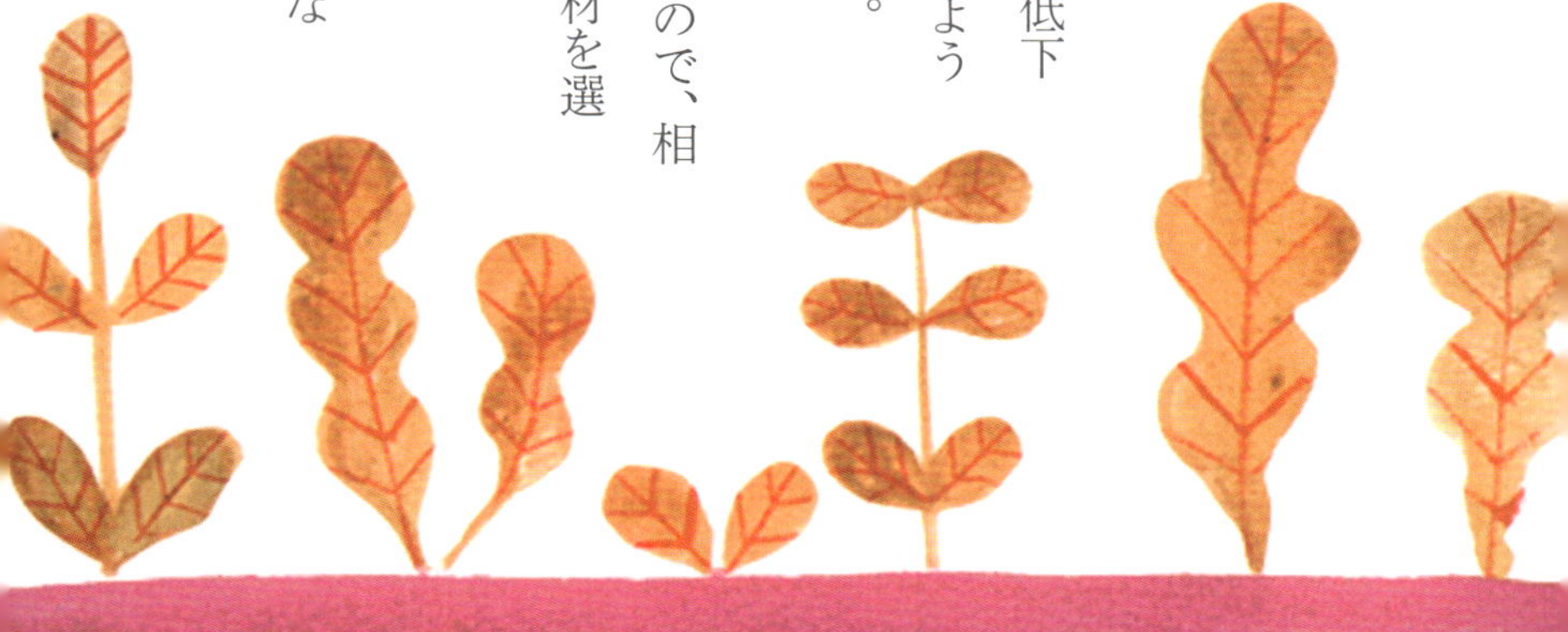

そのためにストレスを抱えたり、外出を控えたりする必要はありません。**むしろ外出を控えることの方が、認知症やフレイルが起こる原因になる**と私は考えています。

生理用品と同様に、最近は大人の紙おむつのコマーシャルが増えています。高齢化社会になり、チョイもれの方が増えているようです。３ccくらいから、かなりの量までカバーしてくれるナプキンや紙おむつというお助けアイテムもありますので、お年寄りの方に教えてあげてください。

便利なアイテムを利用しながら、積極的にお出かけになるよう勧めてあげてください。

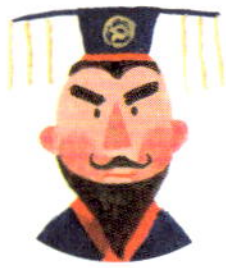

親御さんの便秘に、漢方からのお勧め

西洋医学の考えに薬膳の考えをプラスして、それぞれの体質に合った食材を選んで便秘の改善に役立てていただければと思います。

便秘は体の調子のバロメーターになります。

いくつか体質別にお勧めの漢方薬や食材を紹介しますので参考にしてください。

特に毎日の食事は大切ですので、いろいろ試して、ご自分に合った食材を見つけてみてください。

胃腸の働きを良くする食材は２４７ページ⑥。

大腸を潤して通便する食材は２５１ページ⑩。

私は自分で胃腸の働きが悪い脾虚《ひきょ》と判断して、夕食はご飯の代わりにサツマイモやジャガイモを利用しています。

濡れたキッチンペーパーで包んで、ラップをかけ大きさによってレンジで3分から5分くらいチンすれば簡単。つぶしてチーズをのせてグラタン風にしたり、熱々をバターで、などいろいろ工夫するのも楽しい作業です。

熱がりの方にはバナナが合います

野菜をあまりとらず、喉や口が渇いて、口臭がある方、赤ら顔の方、口内炎ができやすい方、冬でも寒がらない方に多く、便秘に伴って、便が乾燥して硬い、便が臭い、小便の量が少なくて濃いなどの症状があることが多いです。

桃核承気湯《とうかくじょうきとう》、**防風通聖散**《ぼうふうつうしょうさん》、**三黄瀉心湯**《さんおうしゃしんとう》などをお勧めしています。

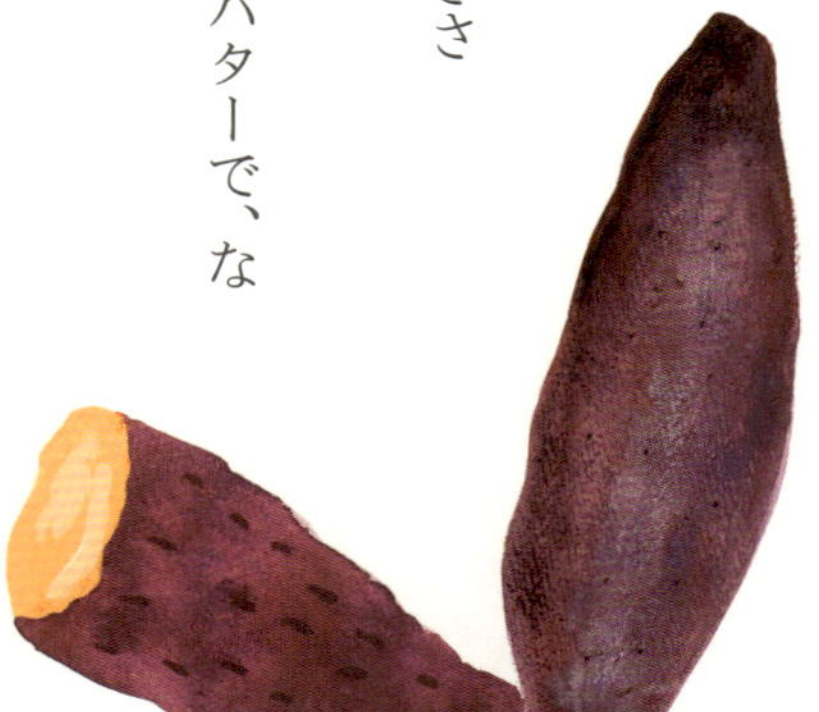

お勧めの食材は２４９ページ⑧。

ストレスや旅行などで便秘になる方には…

精神的なストレスがあったり、緊張や不安によって胃腸の働きがスムーズでなくなると便がうまくできなくなったり、ガスが溜まってお腹が張ったりします。

便が細かったり、便が切れぎれに出たり、排便後もスッキリせず、おならやげっぷも出やすく、食欲不振になったり、脇腹が痛くなったりする方もいます。

大柴胡湯《だいさいことう》、柴胡桂枝湯《さいこけいしとう》、柴胡疎肝散《さいこそかんとう》などをお勧めしています。

お勧めの食材は２４４ページ③。

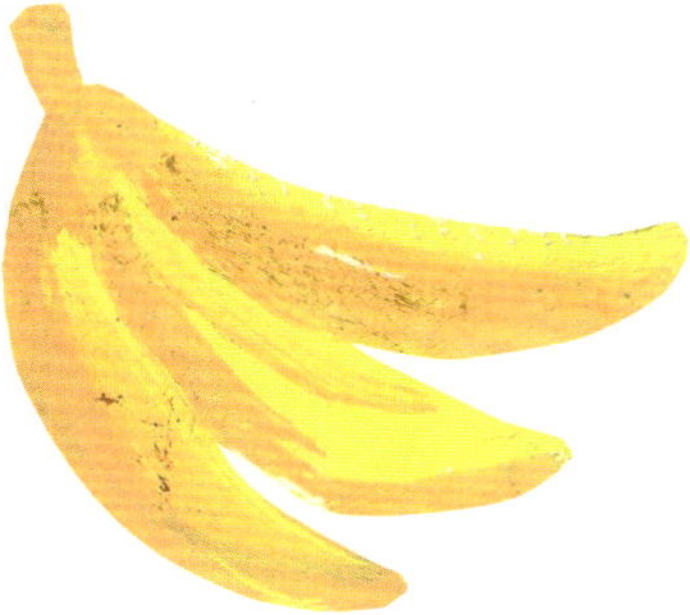

冷え症の方の便秘には温める食材を

体を温める機能が低下して起こる便秘もあります。冷え症の方に多く、冷えのために大腸の便を動かす能力が衰えて起こります。

顔色が白い、トイレが近い、尿が透明で淡い、手足が冷えてだるい、お腹が冷たい、冬になると調子が悪くなる、暖かいものを好むなどの症状がある方に多いです。

八味地黄丸《はちみじおうがん》、**小建中湯《しょうけんちゅうとう》**、**大建中湯《だいけんちゅうとう》**、**人参湯《にんじんとう》**などをお勧めしています。

お勧めの食材は２４８ページ⑦。

血が不足している方の便秘には…

血が不足していると、腸に潤いが足りずウサギのふんのようなコロコロ便になります。

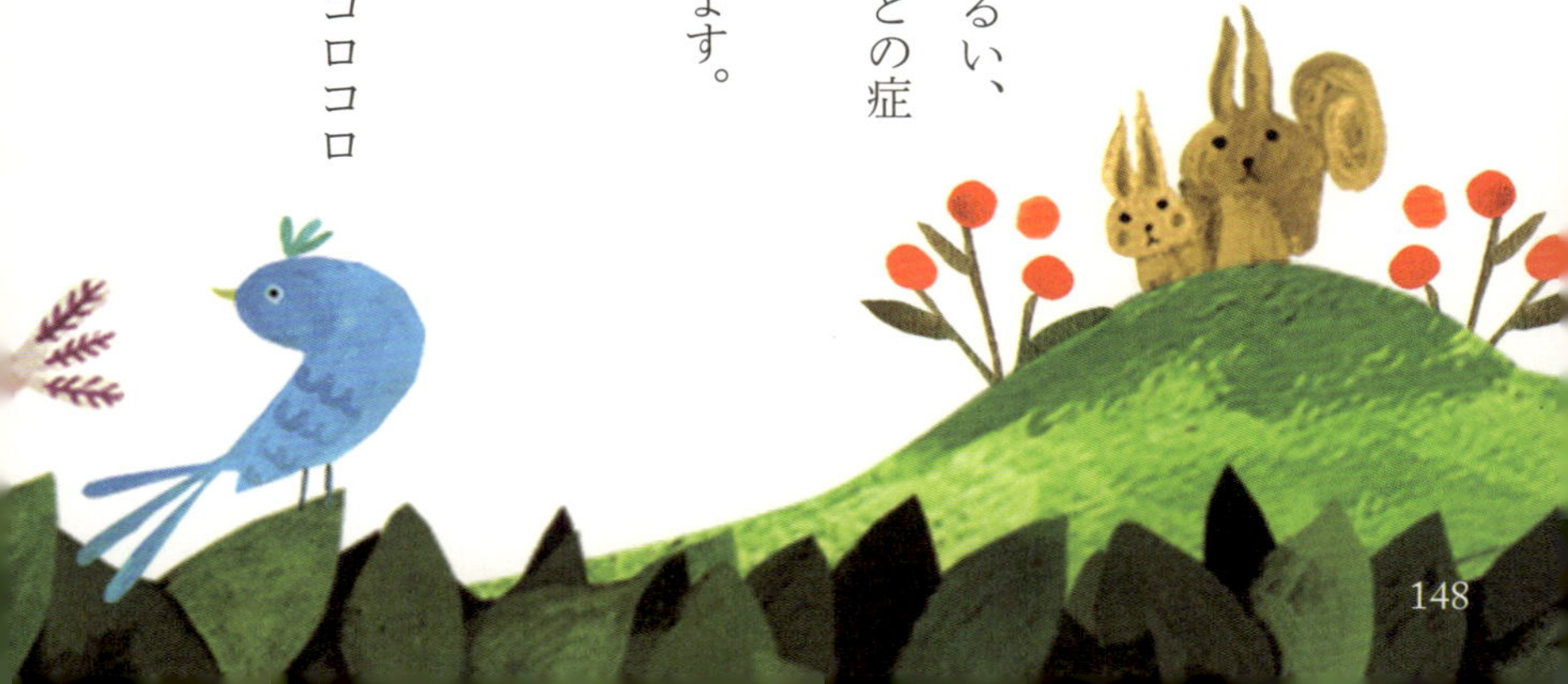

血虚の方は便秘だけでなく、不眠や冷え性、不安感など精神的な問題も起こりやすいので改善は必要です。

四物湯《しもつとう》、**帰脾湯**《きひとう》、**人参養栄湯**《にんじんようえいとう》、**養血当帰膠加減**《ようけつとうきこうかげん》などをお勧めしています。

お勧めの食材は２４３ページ②。

虚弱体質、病後などに多い便秘には…

虚弱体質、病後などの人や普段から疲れやすい方に多く見られる便秘です。

過労や激しいスポーツで気が消耗すると、一時的に便秘になることがあります。気の不足で大腸の力が弱くなり、便を肛門の方へ送り出すことができないのが原因です。便意があるのに力めない、便は固くない、便をした後疲れるなどの不調が起こります。

補中益気湯《ほちゅうえっきとう》、**熟成ニンニク製剤**などをお勧めしています。

お勧めの食材は２４２ページ①。

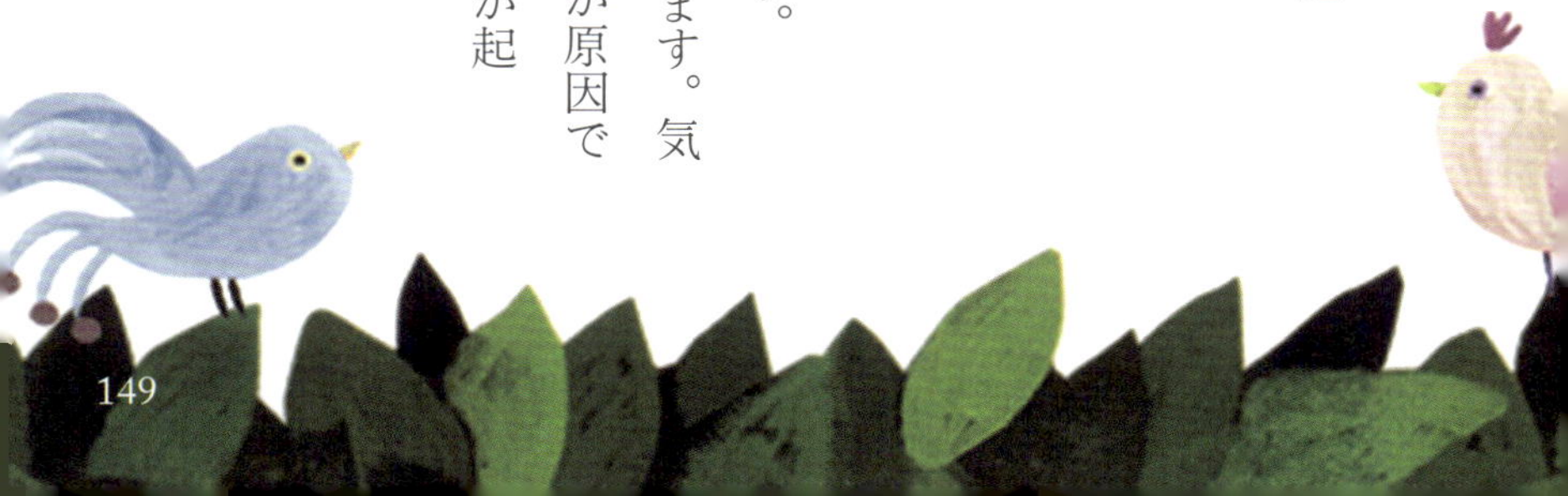

潤い不足の方の便秘には…

潤い不足が原因で、腸内が乾燥して便秘になっている状態です。お年寄りに多い傾向があります。

便がカサカサして出にくい、足の裏がほてって靴下を脱ぎたがる、ボーッと嫌な熱感がある、喉が渇く、興奮しやすい、顔面が紅潮するなどの症状が伴うことが多いです。

潤腸湯《じゅんちょうとう》、**麻子仁丸**《ましにんがん》、**六味丸**《ろくみがん》などをお勧めしています。

お勧めの食材は251ページ⑩。

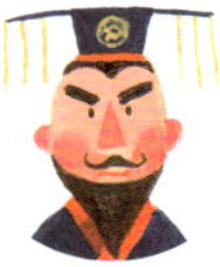

なかなか眠れない方には

年をとると、寝つきが悪くなったり、途中で目が覚めてしまう方が増えてくるようです。

高齢者の不眠には一般的に向精神薬や催眠剤などが処方されますが、転倒やふらつきなどの副作用があり、慎重に利用されることをお勧めします。

不眠の原因の一つに、**自律神経の乱れ**があると考えられています。

陰陽説のところでお話ししましたが、昼は陽気が盛んになるので活発に活動して陽気を発散します。そして陰気が盛んな夜になると、陰気を蓄え今度は体のメンテナンスに入ります。

しかし、陰陽のバランスが崩れ、いつまでも陽気が盛んになり、陰気に入れない方がいます。私は不眠に関して、これが原因だと考えて説明させていただき、効果を上げています。

陰気に入れない原因は二つに分けて考えられます。

①陽気の過剰…気滞《きたい》、湿熱《しつねつ》、痰熱《たんねつ》などが体内に入り余分な陽気がこもっている状態

②陰気の不足…血虚《けっきょ》、気虚《ききょ》、陰虚《いんきょ》など陰気が不足して、バランスとして陽を収めることができない状態

①陽気が過剰になっていて眠れない場合

⑴気が滞っていませんか？

考え事でイライラしたり、テレビなどを見て起きている時の興奮が残ったりしていませんか？

柴胡加竜骨牡蛎湯《さいこかりゅうこつぼれいとう》、**抑肝散《よくかんさん》**などをお勧めしています。

⑵夕食が遅く、胃の中で未消化の食べ物が邪魔をしていませんか？

半夏瀉心湯《はんげしゃしんとう》、平胃散《へいいさん》、焦三仙《しょうさんせん》などをお勧めしています。

②陰気が不足していて眠れない場合

⑴体に栄養を運んでいる血液が不足していませんか？

血虚の方は、心の精神を安定させる働きに影響を与えて不安感が起こり、寝つきが悪くなったり、怖い夢を見たりする場合があります。肝に血虚があると心身が疲れて、かえって興奮して目が疲れたりします。

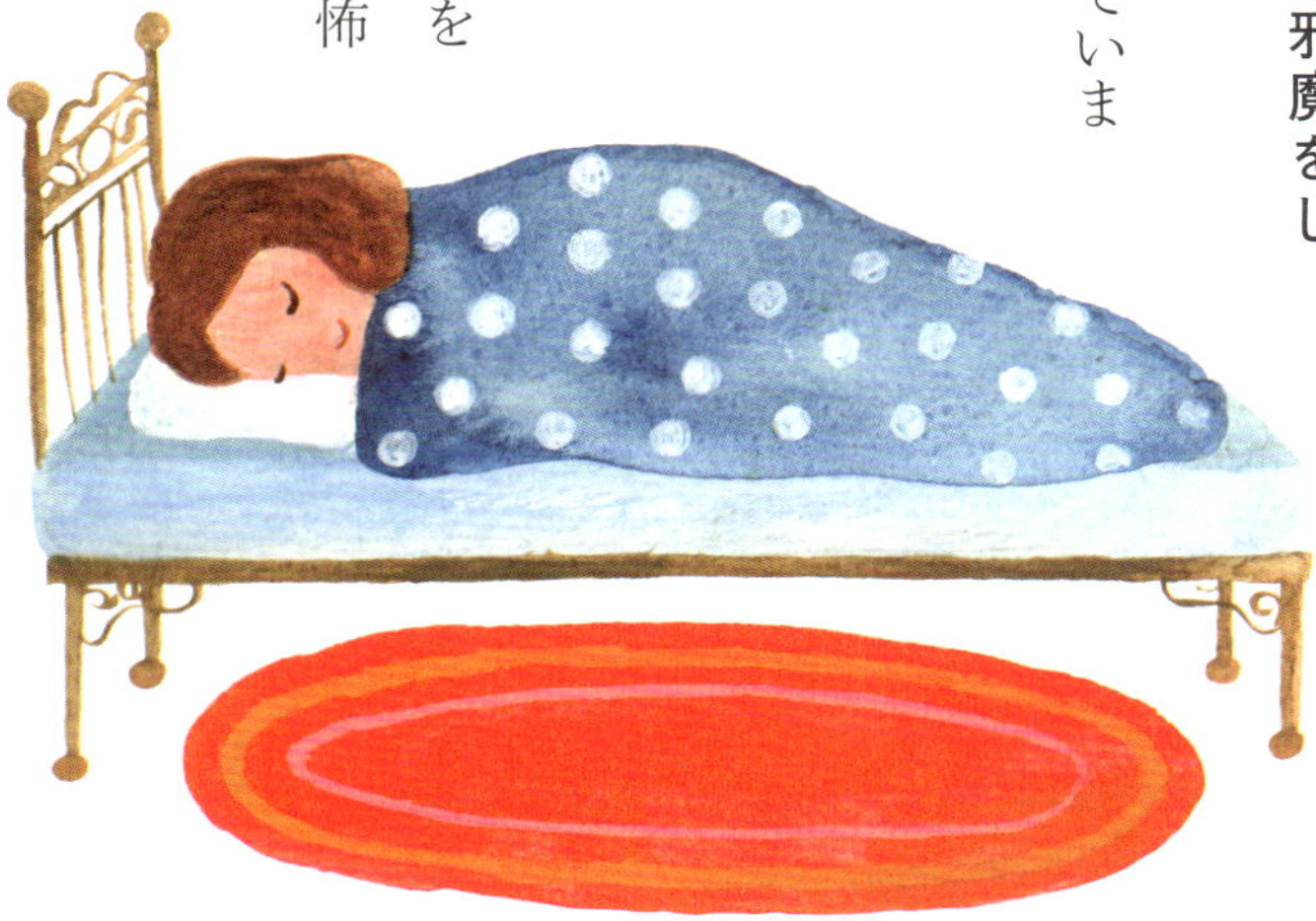

酸棗仁湯《さんそうにんとう》、帰脾湯《きひとう》などをお勧めしています。

⑵老人に多いのは「陰虚《いんきょ》」

ご両親や親しいお年寄りに、足の裏がほてったり、頬骨のあたりがボーっと赤くなったり、嫌な熱感が出たりする症状はありませんか？

清心蓮子飲《せいしんれんしいん》、知柏地黄丸《ちばくじおうがん》などをお勧めしています。

⑶多く見られる「心腎不交《しんじんふこう》」の症状

イライラやのぼせ、喉の渇きなど熱の症状があるのに、下半身の冷えや足腰のだるさなどがある場合です。

天王補心丹《てんのうほしんたん》などの漢方薬を使うことが多いです。


それぞれの原因を楽にする漢方薬があるので、専門家にご相談してみるとよいでしょう。

私も最近はご多分に漏れず、就寝中に目覚めることが多くなり、たまに1週間以上、なかなか眠れない日が続くこともあります。食事の内容や食べる時間を変えてみたり、工夫しているうちに眠れる日が多くなってきます。

お仕事をされている方で、眠れないことで昼間の仕事に差し支えるとか、特別な理由があるときは睡眠導入剤などの服用もされるとよいでしょう。

私は昼間に仕事や外出があるときでも、「眠れないのは誰にでもあること」と気にせず過ごしていると、またよく眠れる日が来ることが多いです。

ただし私は、**眠れなくても毎日体のメンテナンスのために7時間は布団に横になる**ことを心がけています。

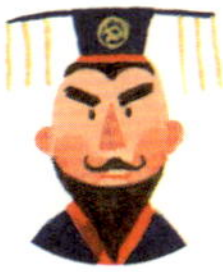

その元気、勘違いかもしれません

腎では、腎陽《じんよう》と腎陰《じんいん》の二つの働きがバランスを取り合っています。腎陽は体を温める働き、腎陰は体が温まりすぎないようにする冷却水のような働きです。

徹夜の仕事やゲームで睡眠不足、働き過ぎ、スポーツでの汗のかき過ぎなどで冷却水がうまく働かなくなると、体の熱を冷ませなくなります。

体の熱が冷ませなくなると、本当は休息を必要としているのに、体が元気になったように錯覚してしまい、無理しているのに疲れを感じにくくなったり、自分では「元気になった」と勘違いすることもありますので注意しましょう。

ボーっとして暑い、喉が渇く、興奮しやすい、顔面が紅潮する……などの症状を自覚するはずです。

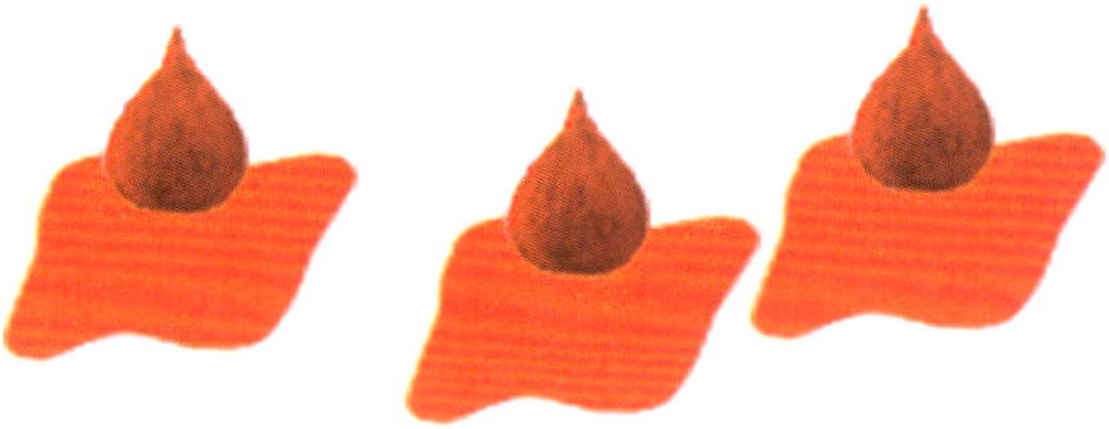

ご両親やお年寄りが、足の裏が熱くて靴下を脱ぎたがる、声がやたらに大きい、頬骨のあたりが赤いなどの兆候が見られたら要注意です。

この症状は「**陰虚火旺**《いんきょかおう》」という症状です。例えるなら、火にかけたヤカンの水が少ないために、火の勢いが弱いにもかかわらず、ヤカンの水がプスプスと沸騰している状態です。

この「陰虚火旺」という症状は、自分では元気だと勘違いしてゴルフや激しい運動をしているうちに、突然倒れてしまうこともあるので注意してください。このような方は、陰を補う食事と十分な休息が必要です。

杞菊地黄丸《こぎくじおうがん》、**知柏地黄丸**《ちばくじおうがん》、**亀板膠製剤**《きばんこう》などをお勧めしています。

お勧めの食材は250ページ⑨。

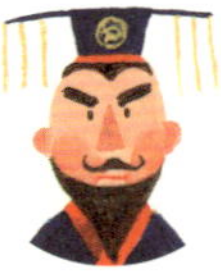

怒りっぽくなったら

今まで穏やかだったご老人が、この頃、怒りっぽくなったなどということはありませんか?

初老の男性のご相談で「この頃イライラして眠れないので、すぐ効く漢方薬を下さい」とおっしゃいます。

困っていることなどはありませんか?と質問しました。ストレスに関する質問は注意して伺う必要があり、ストレートに聞かないように工夫していますが、「何でもいいから、値段は構わないからすぐ下さい」とおっしゃいます。

顔が上気して目も充血気味で、お年寄り特有の「肝陽上《かんちょうじょう》亢《こう》」の症状だと判断しました。

薬の説明をしようとしましたら、説明はいらないといって、お帰りになりました。

この頃、このような方が多いように思います。普段穏やかなお年寄りが急に怒りっぽくなることがあるのです。

老人になると腎の機能が衰えて、足腰が弱ったり、精力が衰えて腎陰虚《じんいんきょ》という状態になります。それに加えて、肝の蔵血作用が衰えると肝血不足が起こり、肝陰虚《かんいんきょ》という状態になります。両方合わせて「肝腎陰虚《かんじんいんきょ》」という症状になりやすいのです。

そんな人が何かの原因で怒りの感情が加わると急に怒りっぽくなったりします。目や顔が赤くなり、めまいや頭痛などの症状が起こります。これが**「肝陽上亢《かんちょうじょうこう》」**という症状です。肝の陰が衰えて、バランス的に陽の勢いが暴走して陰の状態を抑えられなくなったのです。

ささいな事で怒りっぽくなったり、穏やかだった老人の性格が変わったら、要注意です。

抑肝散《よくかんさん》、**釣藤散《ちょうとうさん》**、**亀板膠《きばんこう》製剤**などをお勧めしています。

ご家庭でできることとして、胆が一番活発に働くとされる23時から1時、肝が一番活発に働くとされる1時から3時までの間に十分な睡眠をとって肝血を養い、陰虚にお勧めの食材（250ページ⑨）を普段のお料理にプラスしてみてください。

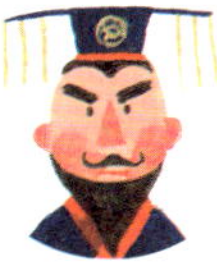

新聞が読みづらい、話が聞き取りにくい

40代～50代、そしてさらに上の年代になるにつれ、多くの方が老眼鏡が必要になってきます。

それにもまして困るのは、若い人たちの会話が聞き取りにくくなってくることです。

一人暮らしで外出が少ない方は気づかないことが多く、不便を感じることも少ないですが、家族で生活されている方は「テレビの音が大きい」と注意されるようになったり、お孫さんとの会話で聞き返すことが多くなります。

耳は腎機能の受け持ちです。腎陽虚《じんようきょ》、腎陰虚《じんいんきょ》を改善する漢方薬や食材を利用するとよいでしょう。

八味地黄丸《はちみじおうがん》、**杞菊地黄丸**《こぎくじおうがん》、**六味丸**《ろくみがん》、**鹿茸製剤**《ろくじょう》、**亀板膠製剤**《きばんこう》などをお勧めしています。

誰でもある程度の老化は仕方がないことですが、老眼鏡や補聴器を利用して少しでも快適な日々を過ごすことは可能です。

老眼鏡はほとんどの方が使われていますが、補聴器の使用は皆さん抵抗があるようです。

私もアナウンサーの人の話は聴き取れても、大阪弁の漫才などが聴き取りにくくなりました。外出が多く、若い人達との集まりや、会議などで不便を感じることが増えてきたので、補聴器を利用することにしました。

始めはうまく使えず、あまり利用しなかったのですが、耳鼻科の先生からいくつか注意を受けて使い勝手が良くなりました。

コツは毎日使用して、音に慣れることです。家でテレビを見るときも補聴器を使って、話している人の発音を聞き取る練習をしています。

孫達や若い友人との集まりにも、多少の不便は感じていますが、積極的に出かけるようにしています。

私はこれ以上難聴が進まないように、腎陽《じんよう》虚《きょ》の漢方薬（**鹿茸製剤**）の服用も始めました。

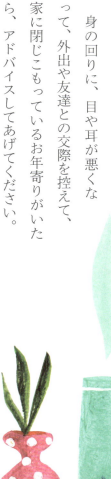

身の回りに、目や耳が悪くなって、外出や友達との交際を控えて、家に閉じこもっているお年寄りがいたら、アドバイスしてあげてください。

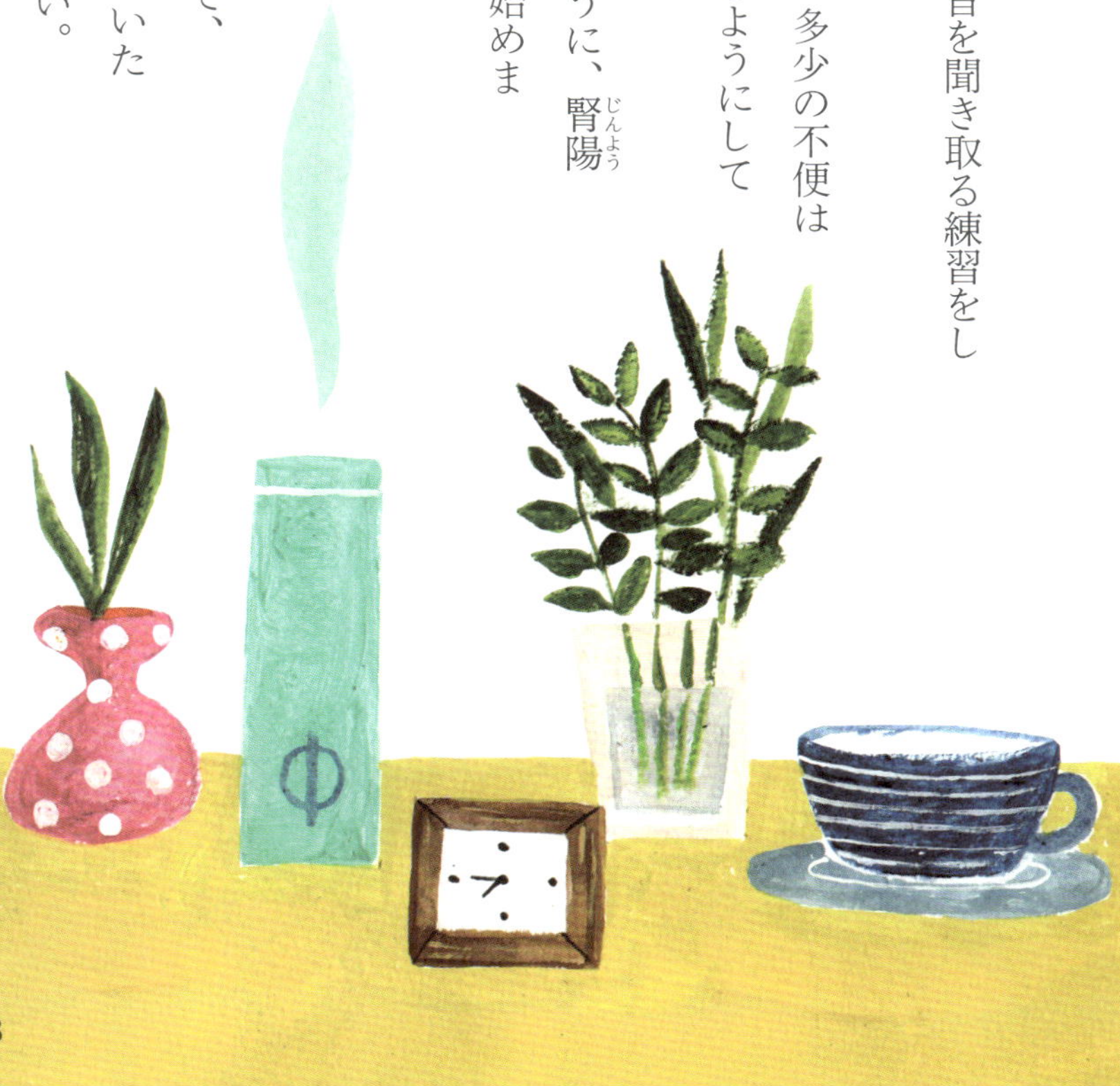

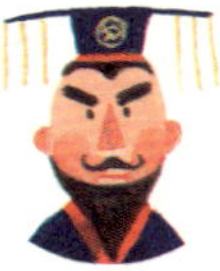

たんぱく質、必須アミノ酸を十分とる

令和の飽食時代に「栄養失調」……？

信じられない言葉ですが、老人介護の現場では現実に起こっています。

ご近所を見回してみると、一人暮らしの男性のご老人が増えています。この時代の方は「男子厨房に入るべからず」と教えられて育った方が多いので、食に対する知識が少ない方が多いようです。

三食必ず食べていても、コンビニで菓子パンやおにぎりだけといった生活が続くと、筋肉の材料である**たんぱく質**が不足して、気がつくと足腰が弱ってくる**「フレイル」**という状態になってしまうのです。

男性だけでなく、女性も高齢になると食欲が衰え、美味しいものを作るという意欲もなくなるものです。

私自身もそうですが、昔は子どもたちのためにいろいろ工夫して料理を作っていましたが、自分の分だけを作る作業は、だんだん億劫になってきています。

こうして、お年寄りの低栄養が増えていくのです。

最近はそのようなご老人の方のために簡単料理のハウツー本がたくさん出ています。たんぱく質の上手なとり方などのノウハウも多く書かれていますが、なんとなく始めてもだんだん興味が出てきて、楽しくできるようになってくる方は多いです。

私も最近は、簡単手抜き料理を楽しんでいます。

友人とレシピを交換したり、インスタグラムやユーチューブを見て試作してみるのも楽しい作業ですよ。

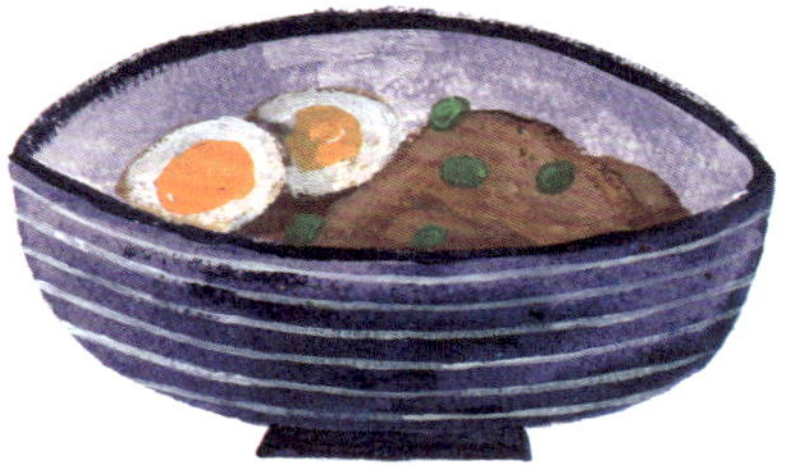

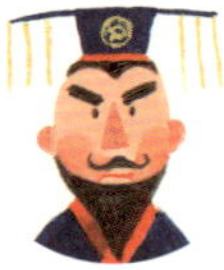

つまづいて骨折、サルコペニア・フレイルに

私を含めて最近、ご近所でも高齢者の方が増えてきました。
幸い、皆さんお元気で散歩やジョギングを楽しんでいる方ばかりです。

しかし、最近は、加齢によって心身が弱ってくる「**フレイル**」や、運動不足によって筋肉が弱ってくる「**サルコペニア**」が問題になっています。特に近年はコロナ禍で会食や旅行が制限されていたこともあり、一人暮らしの老人が栄養不足や運動不足で心や体を病んでいるケースが多いといわれています。

フレイルやサルコペニアの原因の一つに「**たんぱく質**」**の不足**があるといわれてい

ます。

現在、厚生労働省ではフレイルを予防するために、たんぱく質の必要量を提示しています。65歳以上の人に必要なたんぱく質の摂取基準の下限を、1日の摂取エネルギー量の13％から15％に引き上げたのです。

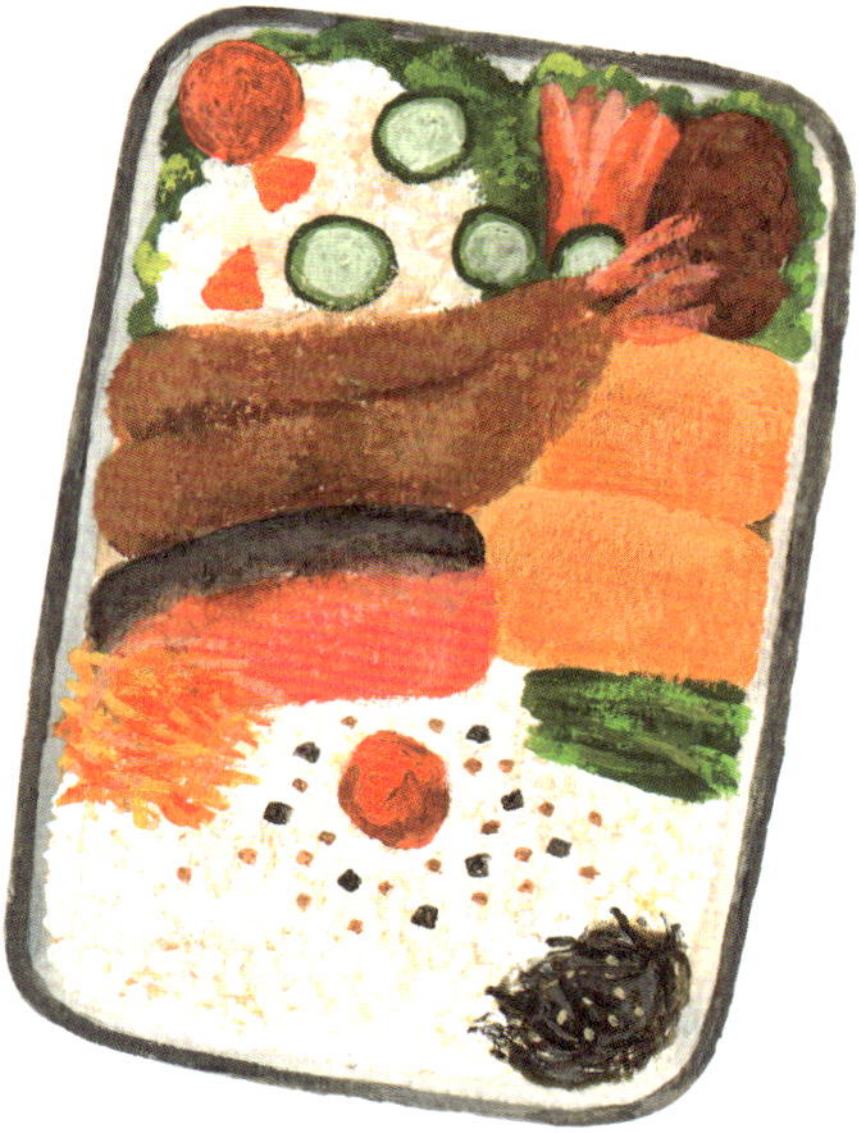

それによれば**65歳以上では、少なくとも1日に体重1kg当たり1g以上のたんぱく質をとることが望ましい**とされています。例えば体重50kgの人なら、1日50gのたんぱく質をとるのが目安になります。

人間の体は、37兆個の細胞から成り立っているといわれていますが、頭からつま先までほとんどの臓器や組織はたんぱく質で作られています。

血液はもちろん、胃腸を含む内臓や筋肉、組織、爪や髪などもたんぱく質で作られています。女性の子宮や男性の性器などもたんぱく質です。

「……骨はカルシウムでしょ?」

骨の80%はカルシウムですが、残りの20%はコラーゲンというたんぱく質です。ビルの鉄筋コンクリートに例えると、コラーゲンは鉄筋、カルシウムはコンクリートです。カルシウムが十分でも、鉄筋であるコラーゲンがしっかりしていないと、ポッキリと折れやすい骨になってしまいます。

体を維持するには、とにもかくにもたんぱく質が必要です。

周りに心配な方がいらっしゃったら、ぜひ教えてあげてください。

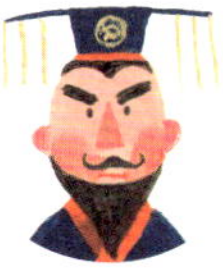

認知症の心配をするようになったら

「認知症は２０４０年には約５８４万人、前段階を含めると65歳以上の約３人に１人」という、厚生労働省の研究班がまとめた推計が出されました。

認知症で一番多いのが、アミロイドベーターという脳のごみが溜まるアルツハイマー病で認知症全体の約67%、次に脳梗塞や脳出血が原因の脳血管性認知症が約20%だそうです。新薬も開発されていますが、まだ治る薬はありません。


一方、漢方でできる認知症予防の一番のお勧めは、「**補腎**《ほじん》」と「**活血**《かっけつ》」です。

物忘れや認知症は腎の中に蓄えられている**精**の衰えが深く関係しますので、まずは補腎薬で若さのエネルギーである精を補充し、脳の老化を予防します。

八味地黄丸《はちみじおうがん》、**牛車腎気丸**《ごしゃじんきがん》、**知柏地黄丸**《ちばくじおうがん》、**鹿茸製剤**《ろくじょう》、**牡蛎**《かき》**エキス**、**亀板膠製剤**《きばんこう》などを症状によってお勧めしています。

さらに脳内の血のめぐりを良くするために、瘀血を防ぐ方法も必要になります。**冠心Ⅱ号方加減**《かんしんにごうほうかげん》、**三七人参**《さんしちにんじん》などをお勧めしています。

その他、気虚《ききょ》や血虚《けっきょ》で脳に十分な血液が運ばれなかったり、水毒《すいどく》によって脳内の血液循環に支障があれば認知症の原因になりますので、その対策も必要になります。

また、普段の食事で**「必須アミノ酸」を含むたんぱく質**をとることが不可欠です。必須アミノ酸は、筋肉や組織の合成だけでなく、思考活動や精神活動などにも必要です。

脳内では、脳細胞と脳細胞の間をドーパミンやノルアドレナリン、セロトニンなどの神経伝達物質がいろいろな情報や命令を仲介しています。これらの神経伝達物質の原料としてフェニルアラニンやトリプトファンという必須アミノ酸が必要なのです。

通常の食事では脳内伝達物質が不足することはありません。

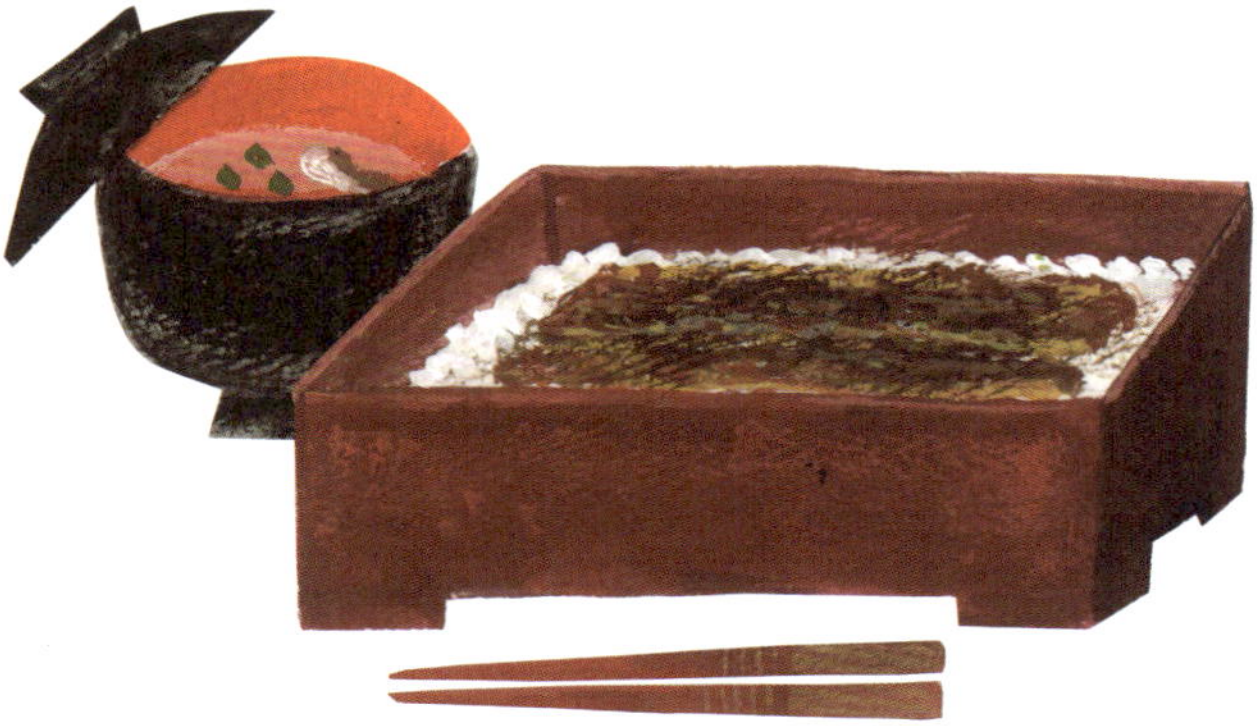

しかし、長期間の過労や病気などで食事をとれなくなったり、また一人暮らしなどでたんぱく質の摂取量も足りないお年寄りでは、正常な神経細胞の伝達を支える神経伝達物質に不足が生じることは十分考えられます。

第一章でもお話ししましたが、昔から精をつける食べ物としてスッポンやマムシ、ウナギ、卵などが勧められてきました。

これらの食品には必須アミノ酸がバランス良く含まれています。**西洋医学的にも漢方的にも必須アミノ酸が大切**ということです。

認知症の問題は他人事ではなく、私自身も身近な問題になっています。

補腎《ほじん》対策として、私は体を温める食材（ニンニクや香辛料）、黒い食材（黒豆、黒砂糖、黒酢など）、血のめぐりを良くする食材（ニラ、玉ねぎ等）を、ほとんど毎日利用しています。

玉ねぎやニラや細ネギは、冷凍しておいてチャーハンなど炒め物やオムレツなどにちょい足しすると便利です。玉ねぎはみじん切りにして、ポリ袋に入れてお皿に平らに並べて冷凍すると、使うときにポキッと折って取り出せます。ニラや細ネギは小口切りして冷凍するとパラパラに保存できます。

ニンニク、生姜《ショウガ》などは市販の瓶詰めを利用しています。

黒豆や小豆は甘みをほとんどつけないで、ヨーグルトに入れたり、サラダに使っています。

キャベツのザワークラウト、人参の甘酢漬け、ドロドロ玉ねぎは常備しています。

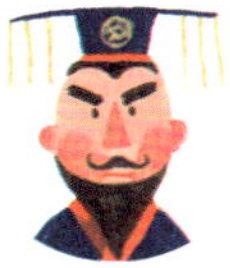

おしゃれをして友達を作りましょう

おしゃべりは、ストレス解消にお勧めです。

女性は男性よりストレス解消が上手だといわれます。その理由はどこでも、だれとでも、すぐおしゃべりできる方が多いからです。道端でたまたま出会ったご近所の方と長々おしゃべりしてしまうこともよくあります。

喫茶店やファミリーレストランで、グループになっておしゃべりしているのはたいてい女性です。

一方、男性はといえば、夜に集まって一杯というのは見かけますが、昼間に男性が何人か集まって長い時間おしゃべりしている姿はあまり見かけません。

高齢者施設などでも、おばあちゃん達はすぐグループに溶け込んでおしゃべりできる人が多いのに、おじいちゃんの多くは孤立して新聞や本を読んでいると聞いたことがあります。

これからの時代、男性も肩ひじを張らず、気楽に職場やご近所の方とおしゃべりすることをお勧めします。
友達と会ったり、出かける機会が増えると、おしゃれもしたくなります。

私も若い頃よりおしゃれに気を使うようになり、気持ちが若返ってきたのを自覚しています。

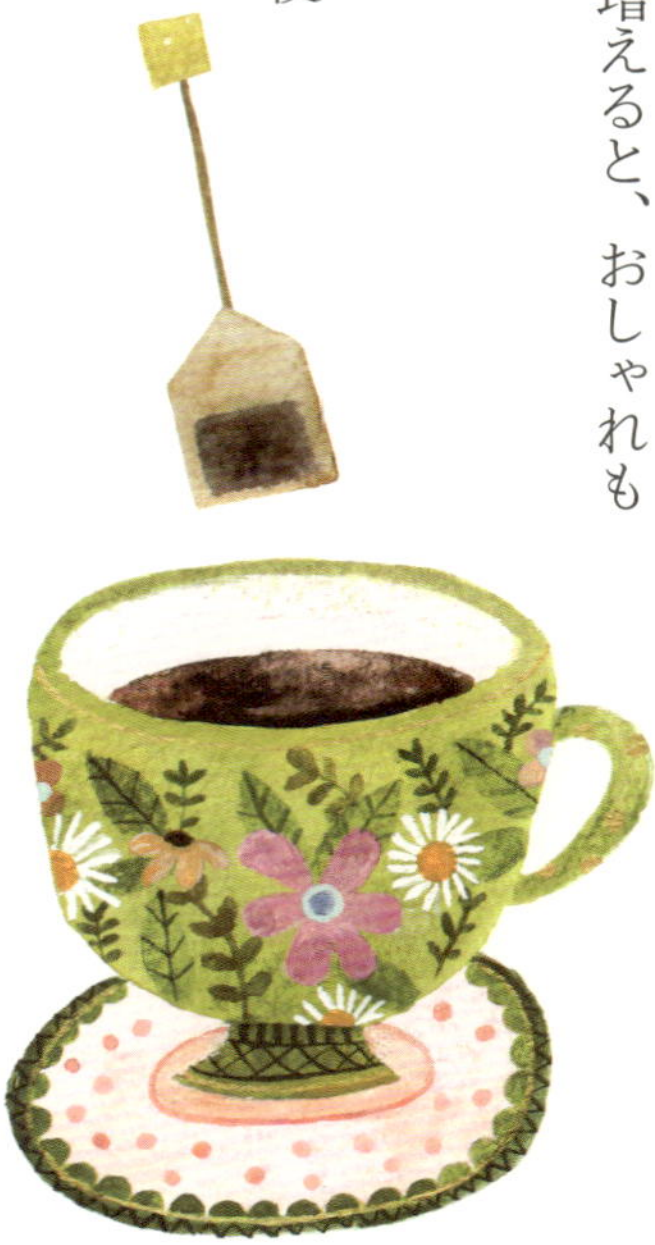

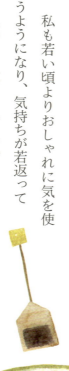

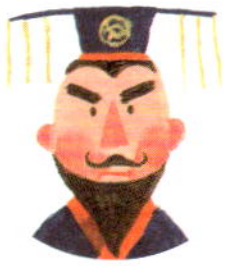

「ちょい足し薬膳」を始めましょう

年をとられても、料理が得意で毎日の献立を考えて食事を作っている女性や男性の方は、私の周りにもたくさんいらっしゃいます。しかし、子どもが独立してお弁当の必要がなくなったり、おひとり様になってしまった方などは、手抜き料理になりがちです。

しかし幸いなことに、現在はコンビニやスーパーで、実に多くの調理済みの料理が手に入ります。

ご両親や、身近なお年寄りがいらっしゃったら、ぜひ「ちょい足し薬膳」をお伝えしてみてください。

242ページ以下のタイプ別食材を利用して、工夫してみてください。

例えば、主食をご飯、おかずをたんぱく質がとれる煮魚や焼き肉にした場合。

血虚の傾向がある方には…人参の煮物やホウレンソウのおひたしをちょい足し

気虚の傾向がある方には…カボチャやシイタケの煮物や大学芋をちょい足し

水毒の傾向がある方には…トウモロコシのスープや小豆の煮物をちょい足し

ストレスのある方には…セロリのサラダにオレン

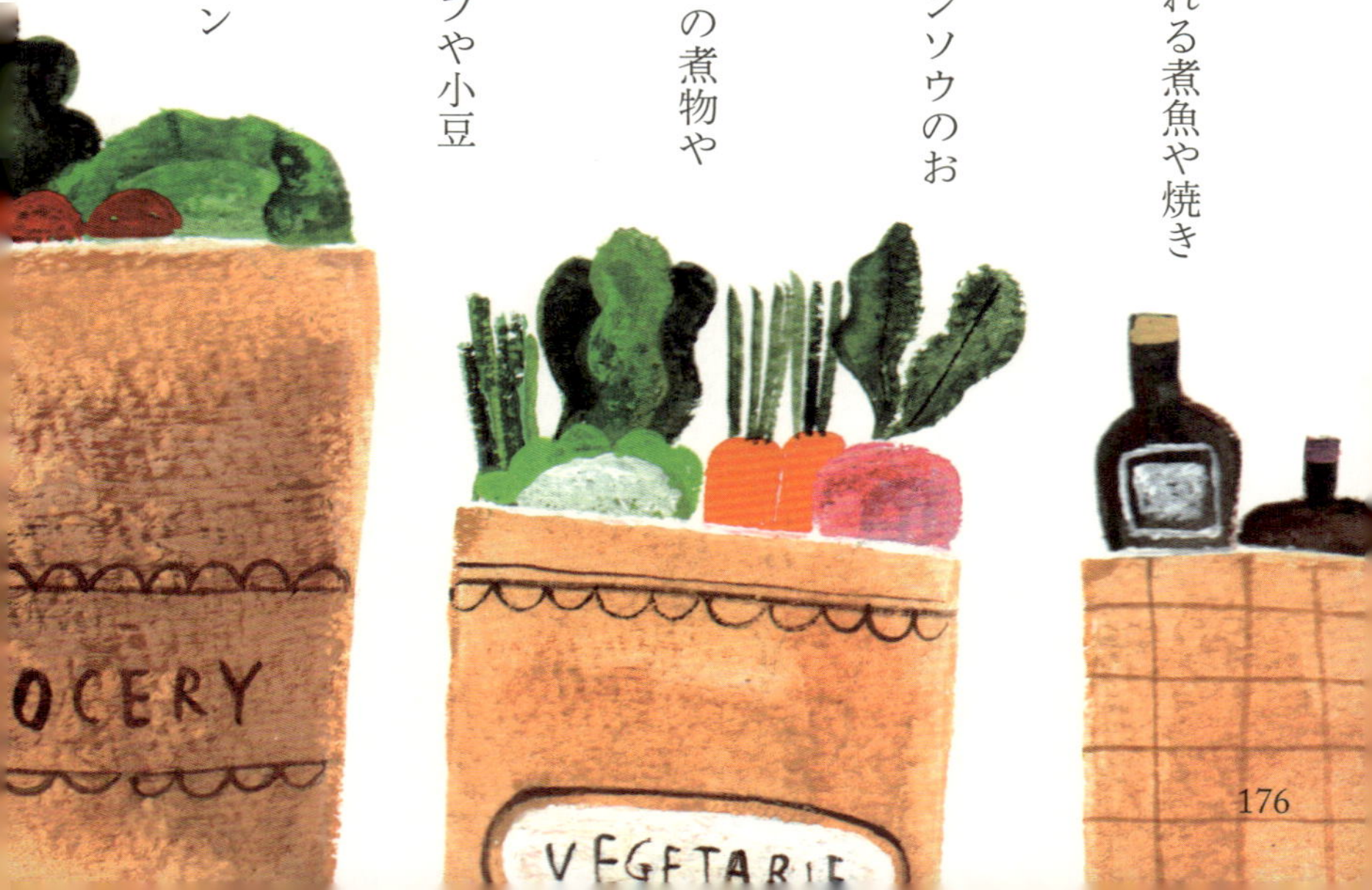

ジャレモンのドレッシングをちょい足し

瘀血の傾向がある方には…ニラの卵とじや黒豆の煮物をちょい足し

暑がりの方には…トマトやキュウリのサラダをちょい足し

冷え性の方には…焼き肉を生姜焼きにしたり、玉ねぎのスープにコショウなどのスパイスをちょい足し

など、毎日のちょっとした工夫で、健康な「ちょい足し薬膳」が出来上がります。

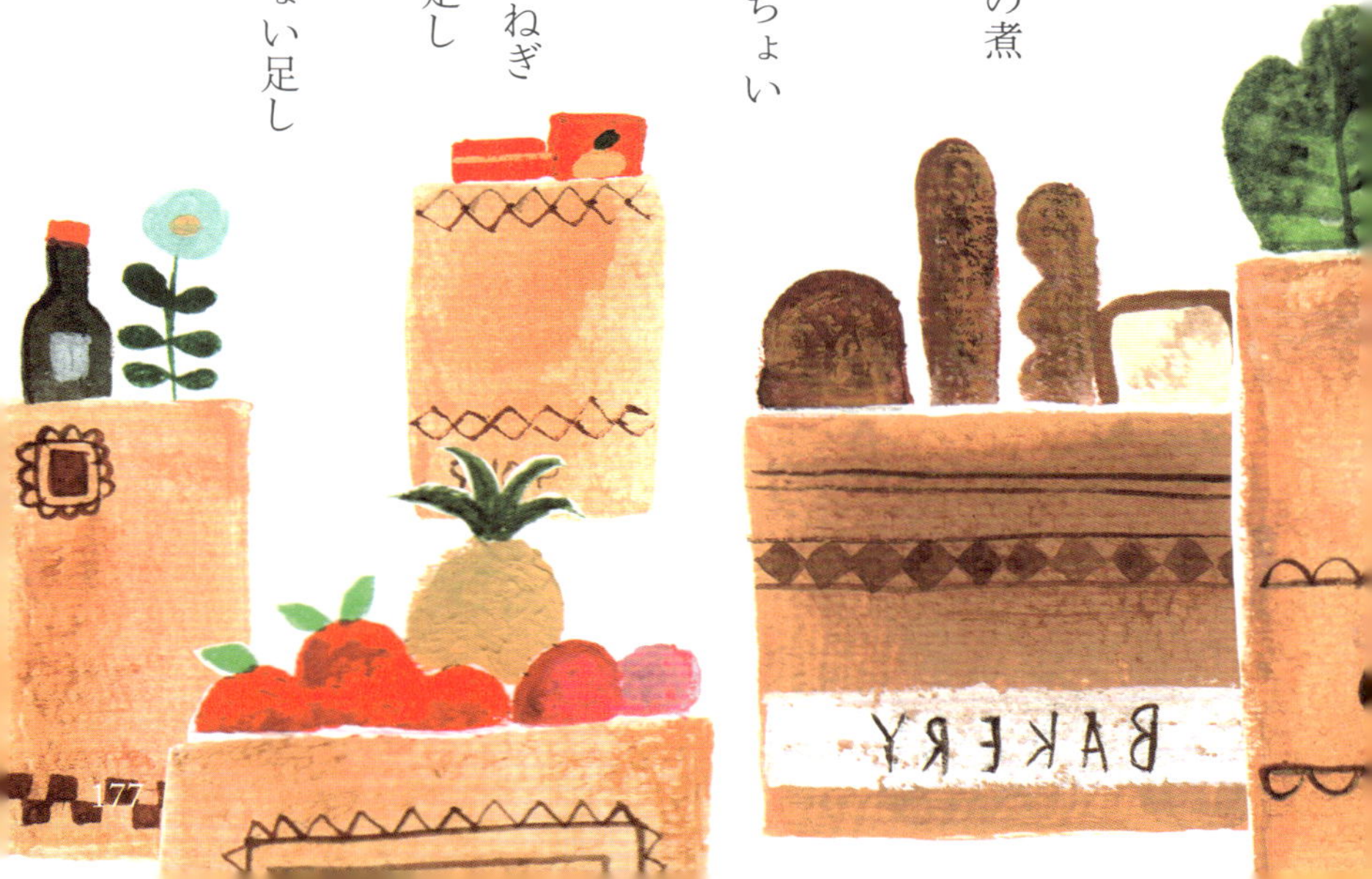

第三章

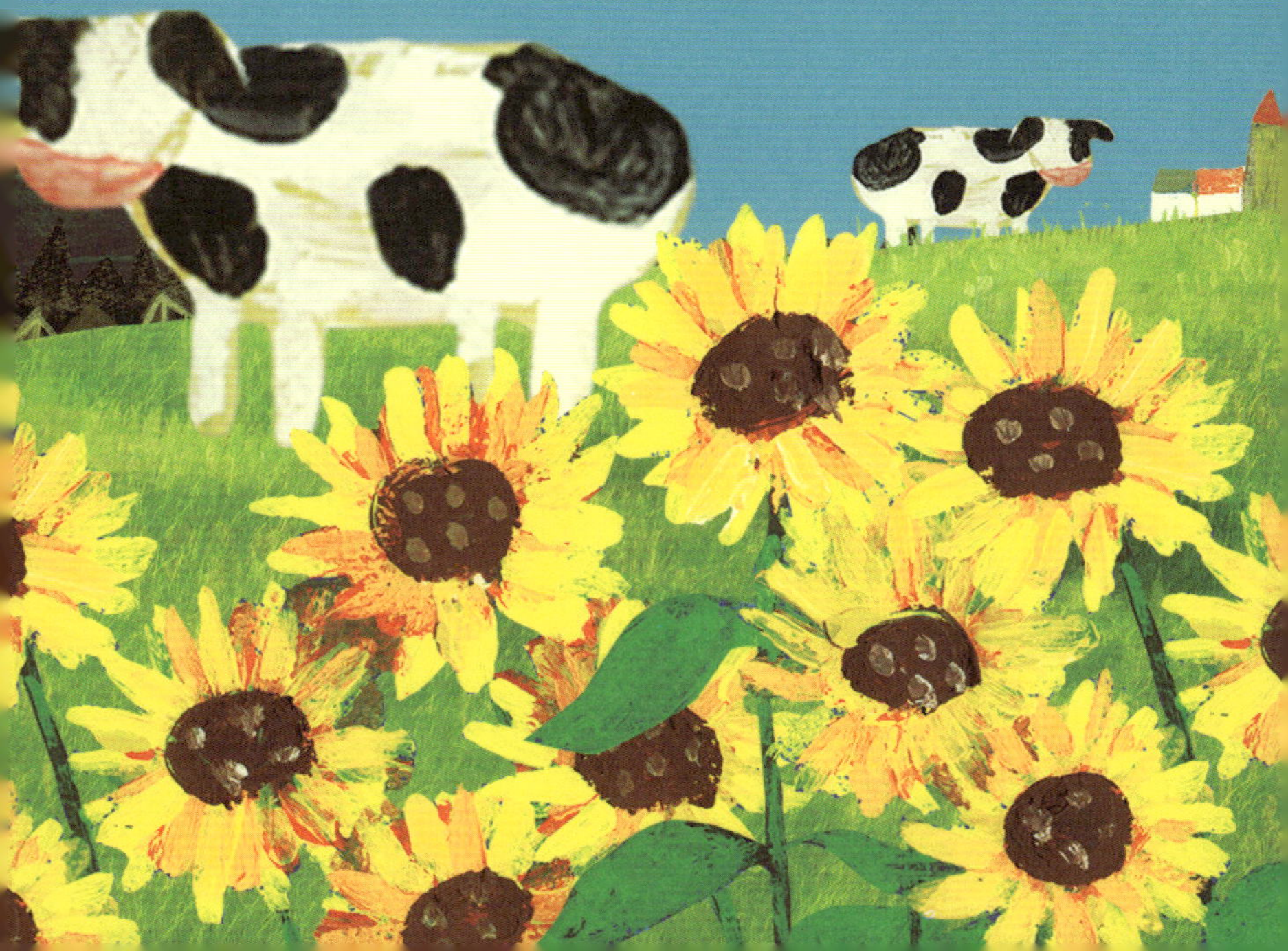

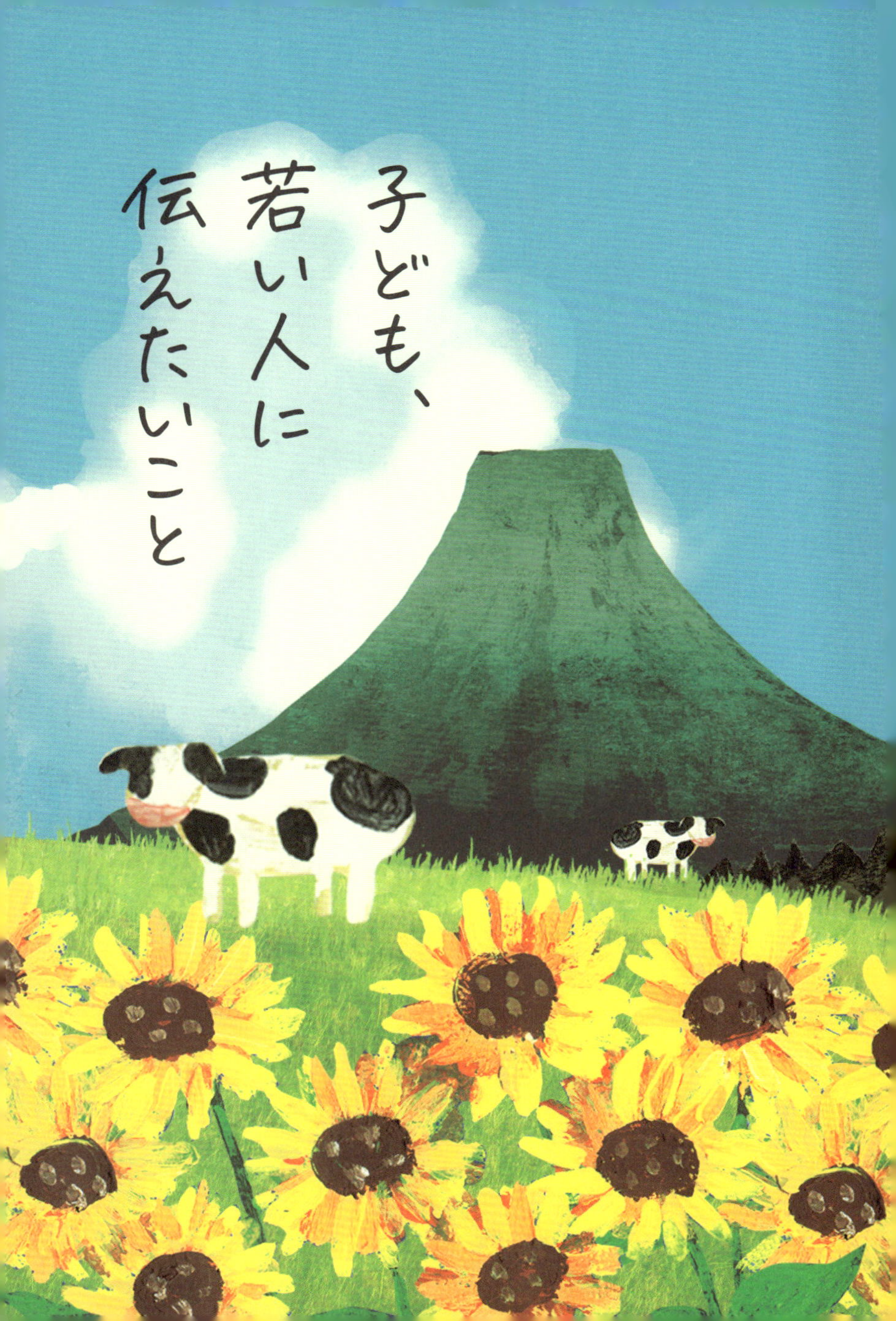
子ども、
若い人に
伝えたいこと

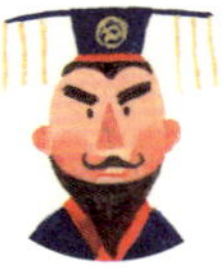

子どもが必ず悩む、初めての生理・射精

漢方では、生まれた時に五臓《ごぞう》の「腎《じん》」に両親から精気を受け継ぐと考えられています。

この「腎に受け継がれた精気」とは、現代的に言えば、生殖ホルモン、成長ホルモンのような物質です。

『黄帝内経《こうていだいけい》』には、精は男子は8の倍数の歳に、女子は7の倍数の歳に、それぞれ体の変化の節目を経ながら、成長→強壮→衰退と変化していくと説明されています。

現在は成長が早くなっている傾向があり、平均すると、男性も女性も12～13歳くらいで初潮や射精が始まるようです。

現在は小学校で、生理や射精の知識を教えているようです。

私は、小学6年生の時に女子だけ集められて、説明されました。そこでは男子の射精についてはは説明がなかったと記憶しています。

当時は今のような効能の良いナプキンなどなかった時代でした。脱脂綿を自分で長方形に切って当てるだけなので、もれないように工夫された生理用のパンツが頼りでした。多い日は1時間おきくらいにトイレに行かないと下着を汚してしまうので、生理の日はとても憂うつでした。

今ではナプキンも量に合わせてサイズを選んだり、タンポンや生理カップなど便利な生理用品があるので、スポーツや旅行などでも心配がいらなくなりましたね。

一方、男子も12～13歳くらいになると射精が始まります。

射精は、精巣で作られた精子がペニスの中の尿道を通って

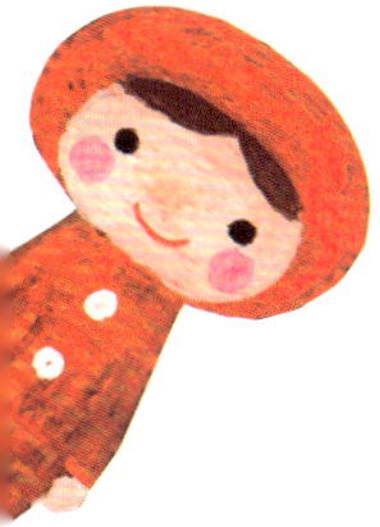

体の外に出ることで起こります。きちんとした知識を持たないまま精通を経験してしまうと、汚いと思ってしまう子もいるそうです。

精通は成長の過程で誰でも起こることなので、ご両親は「おしっこ以外の白いものが出てきたときには、教えてね」とか「夢精といって寝ている間にパンツが汚れることがあるよ」とか「下着やシーツが汚れたときは洗濯籠に入れておいてね」とか、子どもが困らないように伝えると良いそうですよ。

始めての生理や射精を知らされたご両親は、女子になぜ生理がなぜあるのか、男子になぜ射精が起こるのか、またそれぞれの対処法を伝えてほしいと思います。

そして一番大切なのは、**「赤ちゃんを産める／つくれる体になった」**ことを説明することだと思います。

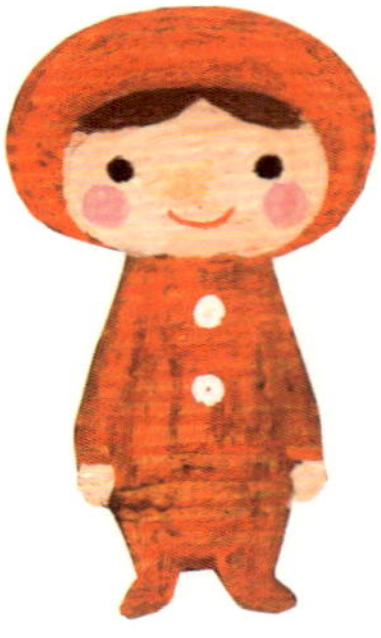

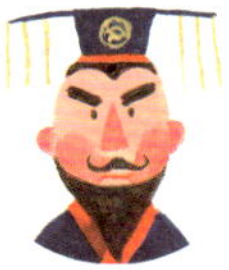

生理や射精は、なぜ起こるの？

ずばり、**赤ちゃんを産むため／つくるため**にあります。

動物にも草花にもみんな、種の保存のためのいろいろな方法があります。人間も例外ではなく、人類の繁栄のために射精や生理があるのです。

生殖能力があれば未成年でも性交によって赤ちゃんが生まれるということを、ご両親はしっかり伝えてください。

女性の場合、赤ちゃんを産む過程のために毎月毎月やってくる生理を快適に過ごすことは、とても意味のあることです。

生理の期間を14歳から50歳くらいまでとすると、仮に一度も妊娠しない場合には、36

年間に432回前後の生理がやってくる計算になります。

生理のしくみと健康な生理

生理は卵胞ホルモン（エストロゲン）と黄体ホルモン（プロゲステロン）という、二つの性ホルモンの分泌が関係します。

具体的には次のようなプロセスを経ます。

①生理が28日周期でやってくる人の場合、生理が始まって5日目くらいになると卵胞ホルモン（エストロゲン）の分泌が増えてきます。

②人により異なりますが、12日目から14日目くらいに排卵があります。その時は帯下が増えて、精子を受け入れやすくなります。

③受精卵が排卵後に分泌される黄体ホルモンによって着床しやすくなった子宮内

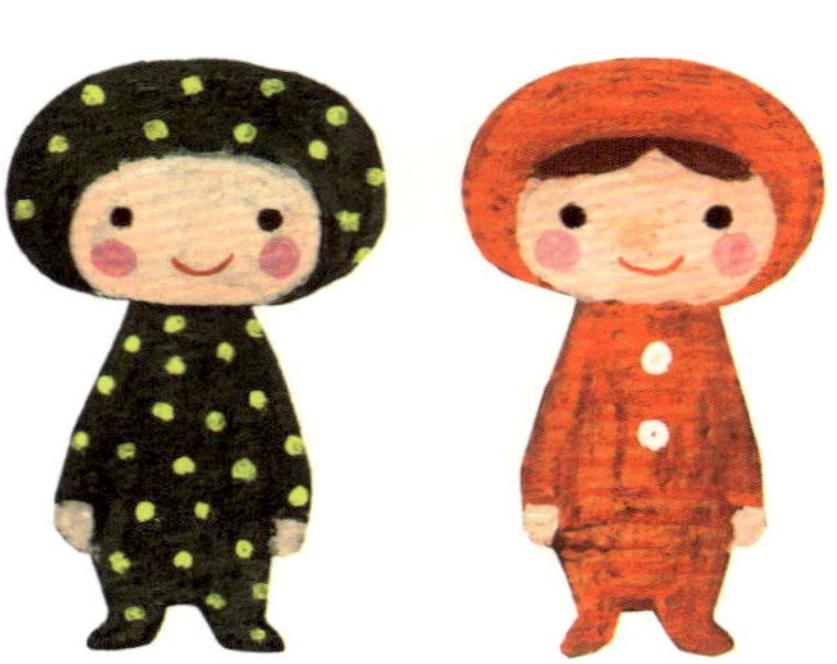

膜に着床すると、妊娠になります（体温が0・3〜0・5℃くらい上がります）。子宮はフカフカのベッドに変わります。

④受精卵が着床しなかった場合、不要になった血液が外に排出されます。

つまり**生理は、妊娠が成立しなかった場合に排出される、不要な血液**なのです。

正常な生理

周期　25〜38日が一般的。24日以内は頻発月経、39日以上は希発月経といいます

期間　3〜7日。長引くと崩漏という疾患になります

経色　初めは淡色、中期はやや濃い色、後期はまた淡色

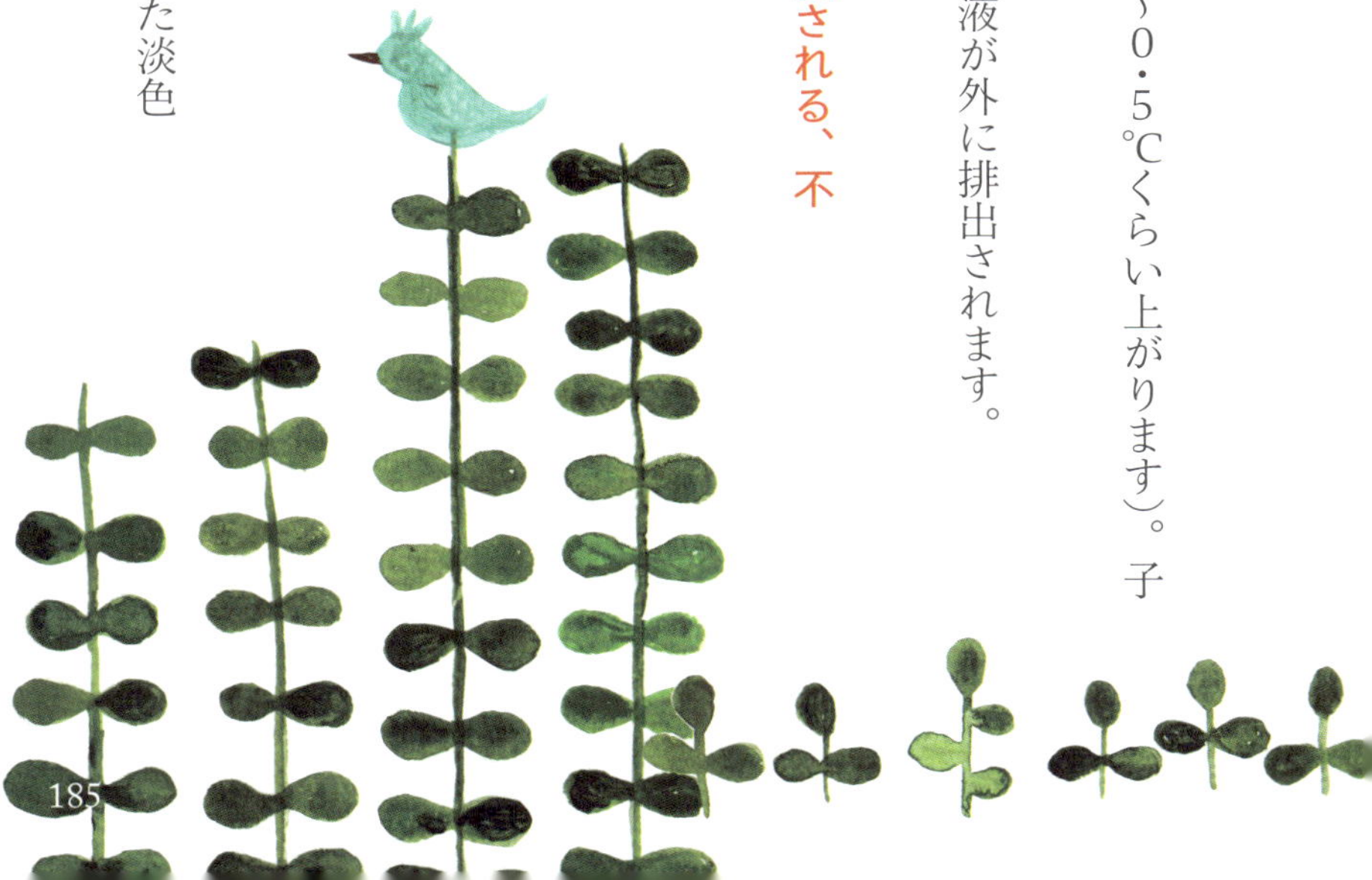

粘度は薄くも濃くもない、嫌な臭いはない、血の塊はない

量　20㎖～１４０㎖

もしお子さんの生理が異常に遅れたり、量が多かったり、痛みがひどかったりなどがある方は、専門家にご相談することをお勧めします。

軽い場合はご家庭で、食べ物や漢方薬で改善できる場合があります。

そのままの状態でいると、後々いろいろな婦人科のトラブルに悩まされる可能性があります。

生理痛がある方は、その傾向で大体の不調の原因がわかりますので、参考にしてください。

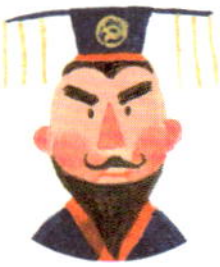

生理痛は、本当は「ないのが正常」

生理痛は誰でもある、と思っていませんか？

簡単に言えば、妊娠が成立しない場合に、不要になった血液が体外に排出されたものです。

それが生理の時の出血なので、おしっこや便の排出と同じように、**痛みがないのが正常**なのです。

近頃では中高生など若い女性は薄着の傾向があり、また冷たいものの飲食で、冷え性になったり血の流れが悪かったり、さらにダイエットによる血の不足、ストレスなどが原因で生理不順や生理痛を訴える方が多いように感じます。

生理の痛みで悩むお子さんは、本当に多くいます。

とりあえずの痛み止めもありますが、漢方薬や毎日の食事で少しでも改良できれば良いですね。生理は否応なしに毎月毎月やってきて、40年近くもつきあっていかなければならないのですから。

次に、大体の特徴で分類してみましたので、もしあなたやお子さん、身近な若い方に生理のお悩みがある場合は参考にしてください。

私自身の経験もふまえていますので、少しでもお役に立てれば幸いです。

生理前から乳房が張って痛んだり、イライラする方は…

生理前になるとイライラしやすい傾向がある方に多い症

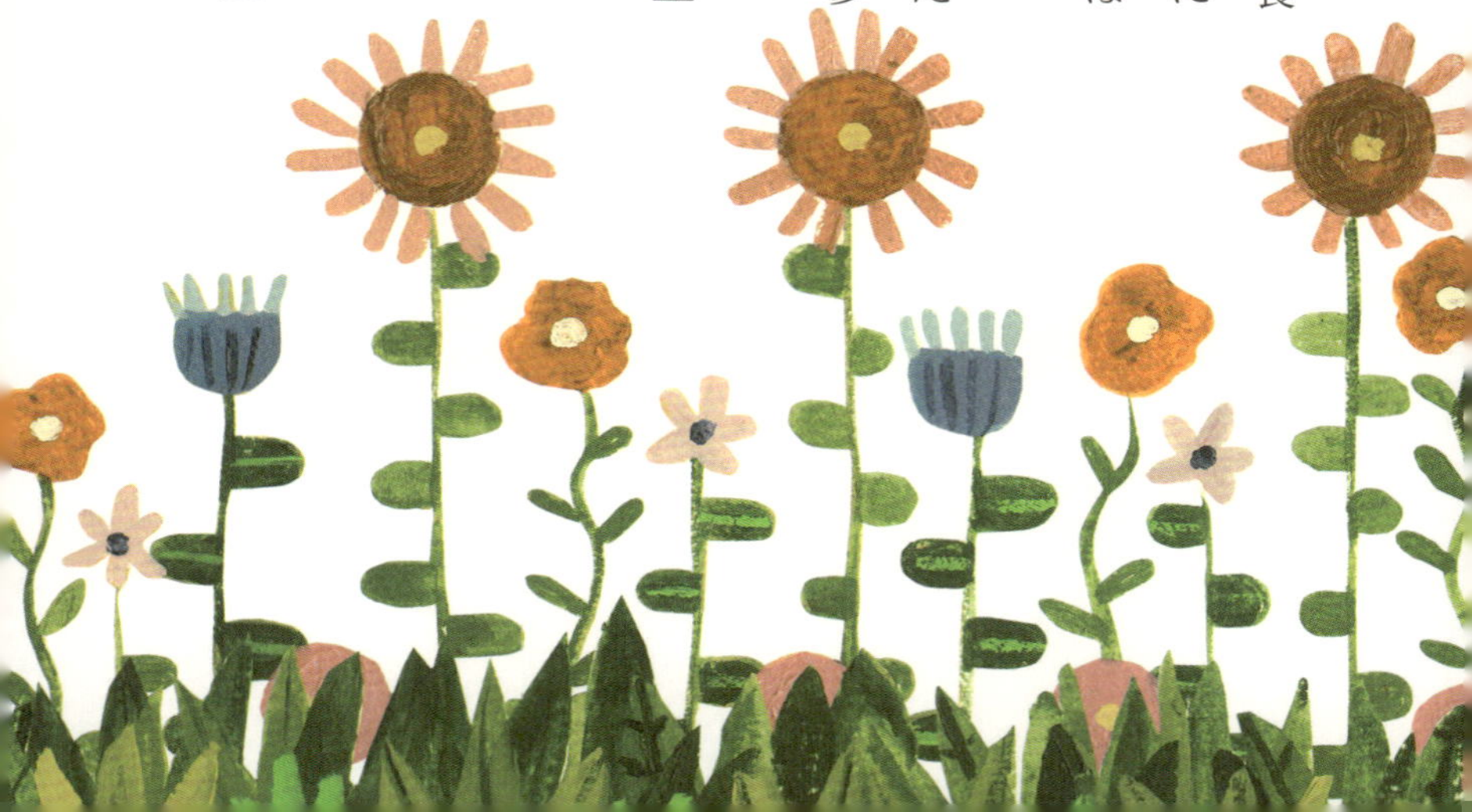

状の一つとして、子宮内の気の流れが滞り、痛みを発生させるというものがあります。

不通則痛《ふつうそくつう》といい、子宮内に気が滞って痛みが起こるので、擦ったりされるのを嫌います。生理の数日前から乳房が張って痛んだり、イライラ、怒りっぽい、憂うつなどＰＭＳ（生理前症候群）がよくみられることがあります。下腹部が張って痛むことが多く、量は少なかったり多かったり、まちまちです。生理が終わると楽になります。

漢方薬では、肝のストレスなどの感情をコントロールする**疎**《そ》**肝**《かん》**薬**などが使われます。**四逆散**《しぎゃくさん》、**柴胡桂枝湯**《さいこけいしとう》、**柴胡加竜骨牡蛎湯**《さいこかりゅうこつぼれいとう》、**逍遥散**《しょうようさん》、**加味逍遥散**《かみしょうようさん》などをお勧めしています。

ご家庭では、気のめぐりを改善する食材や運動で痛みが

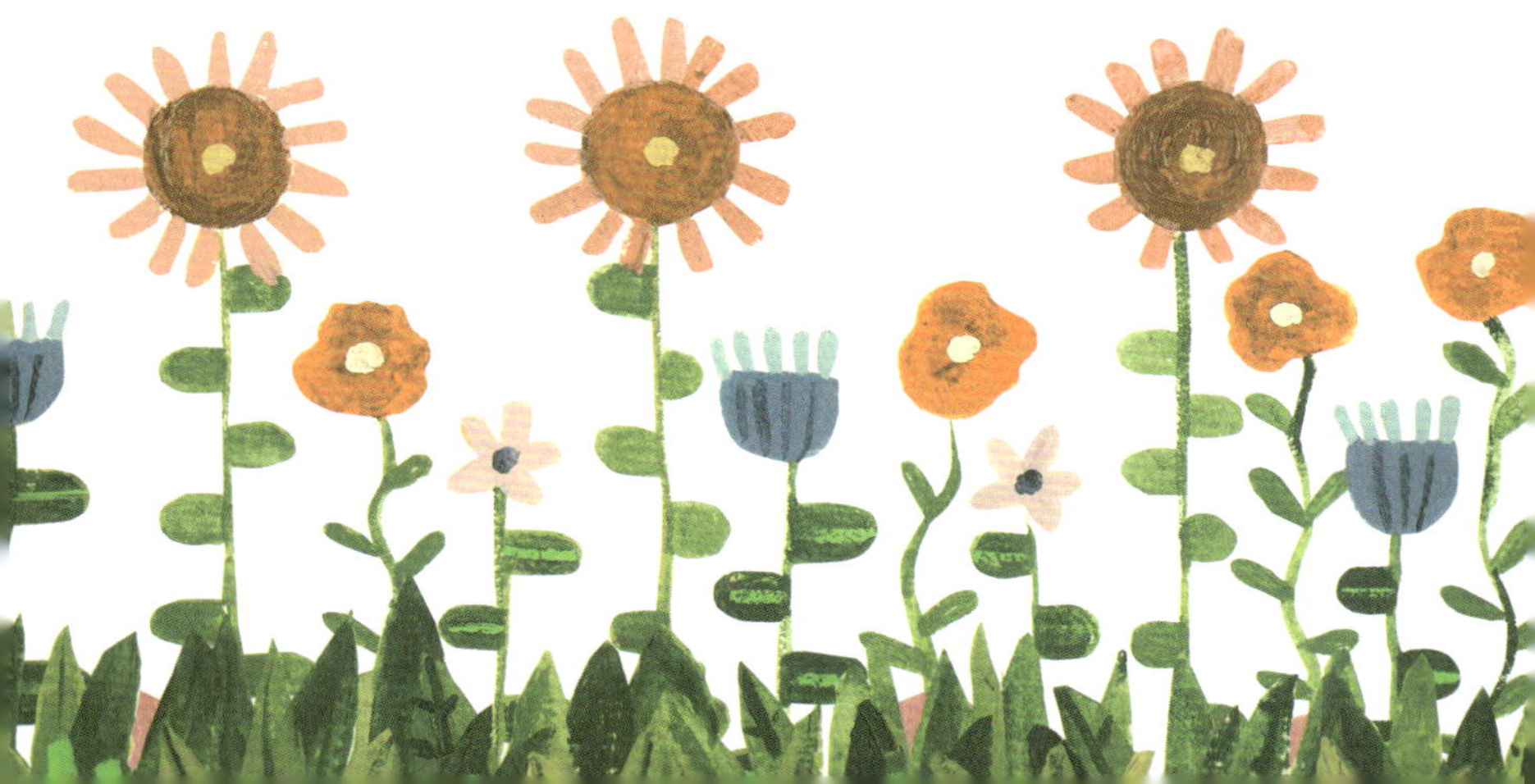

楽になる場合があります（244ページ③）。

散歩や軽い運動で汗をかいたり、歌ったりしてストレスを解消するのもお勧めです。他にも、好きな香りのアロマを使ったハーブやアロマテラピーやポプリなど、いろいろ試してみてください。

主に夜間に刺すように痛んだり、赤黒い塊が出る方は…

瘀血《おけつ》体質といい、血の流れがドロドロと滞っている傾向がある方に多い症状の一つです。この生理痛も不通則痛《ふつうそくつう》で子宮内の血流が滞っているために起こるので、擦ったりされるのを嫌います。

瘀血の原因は気滞《きたい》、冷え、血熱《けつねつ》、気虚《ききょ》、痰濁《たんだく》、血虚《けっきょ》などいろいろありますが、特に冷えとストレスはドロドロ血の原因になります（136ページ以下参照）。子宮内の血流が悪くなると、将来、子宮内膜症や子宮筋腫の原因にもなるので注意が必要です。

痛みの特徴として、初日から刺すような強い下腹部痛が起こったり、経血の排出が悪く、暗紫色の塊が混じることもあります。レバーのような塊が出ると楽になります。夜間に痛むことが多いです。また血のめぐりが悪いので、普段から肩こりや頭痛などがあったり、足に静脈瘤がある方が多いです。

駆瘀血剤《くおけつ》といって、ドロドロ血を改善する漢方薬があります。桂枝茯苓丸《けいしぶくりょうがん》、桃核承気湯《とうかくじょうきとう》、血腑逐瘀湯《けっぷちくおとう》、冠心Ⅱ号方加減《かんしんにごうほうかげん》などをお勧めしています。

ご家庭で利用できる食材は246ページ⑤。

※瘀血は冷え、気滞、気虚、水毒などいろいろな原因の結果に起こることがあるので、それぞれの対処が必要です。

生理が遅れたり、量が少ない方は…

血虚《けっきょ》の傾向がある方に多い症状の一つです。

不栄則通《ふえいそくつう》といって、血液が不足していて子宮を栄養できないために起こるので、不足した血を補っていくと改善します。

生理は遅れることが多く、経血の量は少なく、色は淡紅色、シクシク痛むのが特徴です。子宮に血液が充実する生理前は楽で、血液が少なくなる生理の後半から生理後にかけて痛みが出ます。顔色が白っぽく、肌につやがない女性が多いです。

また生理が始まる前は血液が子宮に回ってしまうので、いろいろな部分で血液の不足が起こります。頭部に血液が不足すれば頭痛やめまいが起こったり、集中力が低下したり、心に血液が不足すると不安感や不眠が起こったり、マイナス思考になってクヨクヨしたりする症状が起こります。

漢方薬は、**補血《ほけつ》剤**といって血虚を改善する薬があります。**四物湯《しもつとう》**、**帰脾湯《きひとう》**、**人参養《にんじんよう》栄湯《えいとう》**、**当帰芍薬散《とうきしゃくやくさん》**、**養血当帰膠加減《ようけつとうきこうかげん》**などをお勧めしています。

ご家庭で利用できる食材は２４３ページ②。

生理がダラダラ続いたり、生理の量が多い方は…

主に、いつも元気がない気虚《ききょ》の傾向がある方に多い症状の一つです。

これも不栄則通《ふえいそくつう》で、気が不足して子宮の機能が不調を起こしているので、その足りない気を補う方法をとります。

気が不足すると子宮に血液を留《とど》めておいたり、出血を止めたりする力が弱くなり、生理が早めに来たり、経血量が多くダラダラ続いたりします。一時的な過労などによる気虚とか、大量出血後などによる血虚を除いて、経過が長くなると気血両虚《きけつりょうきょ》といって、気虚と血虚の両方の症状があらわれてくることが多いです。

補気剤《ほきざい》、補血剤などの漢方薬があります。補中益気湯《ほちゅうえっきとう》、十全大補湯《じゅうぜんたいほとう》、帰脾湯、人参養栄湯、熟成ニンニク製剤、養血当帰膠加減などをお勧めしています。

子宮筋腫のある方（瘀血《おけつ》）などでも経血量が多いことがあります。貧血がひどく閉経まで間がある方は手術を勧められるケースもあります。子宮筋腫の大きさや症状の軽重などにもよりますが、閉経まで症状が進行しないように、上手に漢方薬を活用されている方も多いです。

ご家庭で利用できる食材は242ページ①。

温めると痛みが楽になる方は…

このタイプの方は、次の二つのパターンがあります。

①冷えて引きつるように痛む方は「実寒《じつかん》」といって、温めると楽になるのですが、擦られるのを嫌がります。色は黒っぽく、温かいものを食べたり、お腹を温めると痛みが軽減します。

②一方、もともと冷え性（陽虚《ようきょ》）の方は、体を温める元気がない人です。量は少なく、色は暗く淡い色で、シクシク痛みます。温めたり、擦ったり、休息したりすると楽になります。

①寒さによって痛む場合はおなかを温める安中散《あんちゅうさん》などが、②冷え性の方には人参湯《にんじんとう》など補陽剤《ほようざい》が使われます。

ご家庭で利用できる食材は248ページ⑦。

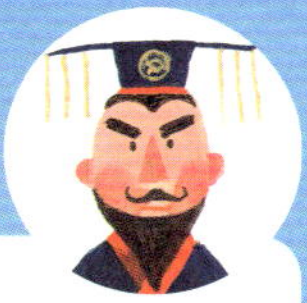

学校では伝えにくい生理の話

私は、子ども達が性被害に遭うことをとても心配しています。

仲良く歩いている中高生のカップルを見るのは微笑ましく思えますが、現実には性交の結果、人工妊娠中絶をしなければならなくなったり、望まない子どもを捨ててしまったりする事件も起こっています。

友達や先輩、アダルト動画などから間違った知識を持つ女子もいるといわれています。またネットで相談して個人情報を知られてしまったという事件もあります。

学校での性教育は、まず性のトラブルから身の安全を守るための最低限の知識を教えてほしいと思います。

その上で、ご家庭では、望まない妊娠や性感染症を避けるためにも、**生理があるということの意義**をきちんと教え、望まない妊娠を避けるためにも、できれば**具体的な避妊の方法**を伝えられればと思います。

またトラブルが起きたときに、友達やネットなどに頼らず、相談できるような関係を作っておくこと、または相談する機関があることを伝えておくことが大事だと考えています。

最近は日本でも、**アフターピル（緊急避妊薬）**を薬局で購入できるようになりました。女性だけが受ける健康被害や心のケアにも役立つのではないでしょうか。

文部科学省による、小学校、中学校、高校別の性教育に関する指導要綱があります。私が解釈した内容をざっくりまとめると——

小学校では、男女の体の変化、例えば、初経、精通、発毛、プライベートゾーン、変声などが起こること。

中学校では、妊娠や出産が可能になること、性衝動が生じたり、異性への関心が高まることから、異性への尊重、性情報への対処など、また三年生では、エイズや感染症などの予防について性的接触をしないこと、コンドームの使用についても書かれています。

高校生では、さらに男女相互の理解と協力、人間の尊重と男女の平等、男女共同参画社会と自分の生き方などの題材を設定し、話し合ったりして、妊娠、出産とそれに伴う健康課題、家族計画の意義や妊娠中絶の心身への影響などについても指導するように書かれています。

一方、性教育の現場では「指導要綱にないことは取り扱わない」という方針が多く、性交、避妊、中絶、マスターベーション、包茎といった言葉が使われていないので、「必要な情報が届いていない」と指摘する評論家もいます。

また保護者や他の機関からのクレームもあり、戸惑っている現場もあるそうです。

私は小学校から高校生の授業で、まず「性被害」から女子を守る対策に重点を置いてほしいと考えます。

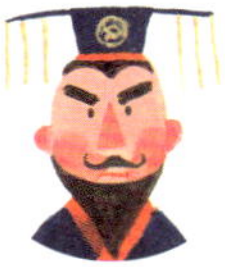

性生活は思いやりが大切

私が育った時代では、結婚前の女性は処女が求められ、性生活は一方的に男性から求められ、夜にひっそり行うもので、昼間に論じるなど考えられないことでした。

性の教育では指導要綱にあるように、男女相互の理解と協力、人間の尊重と男女の平等、男女共同参画社会と自分の生き方など、家族計画の意義なども大事な教育だと思います。

薬局では、夫婦生活についての相談も多く受けます。

男女相互の理解と協力、男女は平等であることなどをふまえて、長い人生を共に過ごす中で、日常生活でもベッドの中でも、男女が互いに思いやりを持つことはとても大事だと痛感します。

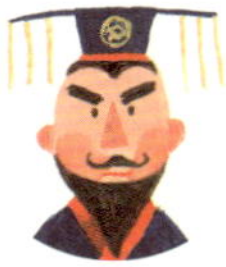

漢方は皮膚病の治療が得意

赤ちゃんや小さいお子さまから大人になっても治りにくいアトピー性皮膚炎、思春期のニキビ、20代になっても口の周りやあごに出てくる吹き出物などで、お悩みのお子さんはいらっしゃいませんか？

ステロイドや抗生物質、塗り薬などの手当てで一時的に良くなっても、すぐぶり返している方が多くいらっしゃいます。そして、手当てを間違えると黒いシミが残ってしまったり、跡がボコボコになってしまって、その後のお化粧などでお悩みのお子さんもいます。

実は、皮膚病の治療は漢方や薬膳の得意な分野です。

「皮膚は内臓の鏡」というように、原因が体の中、つまり漢方でいう五臓六腑にあるからです。

症状がひどいときは抗生物質やステロイドを使ってもかまいませんが、**根本的な治療法は五臓六腑を整えること**です。

「医食同源《いしょくどうげん》」というように、漢方薬の材料は普段ご家庭で使っているものがたくさん使われています。

つまり、毎日のご家庭で作る食事が、皮膚病治療の根本療法になるのです。

一つ一つの食材の特性からその皮膚病に合う食材を紹介しますので、参考にしてください。

漢方の皮膚病の治療法は、皮膚疾患の病名にかかわ

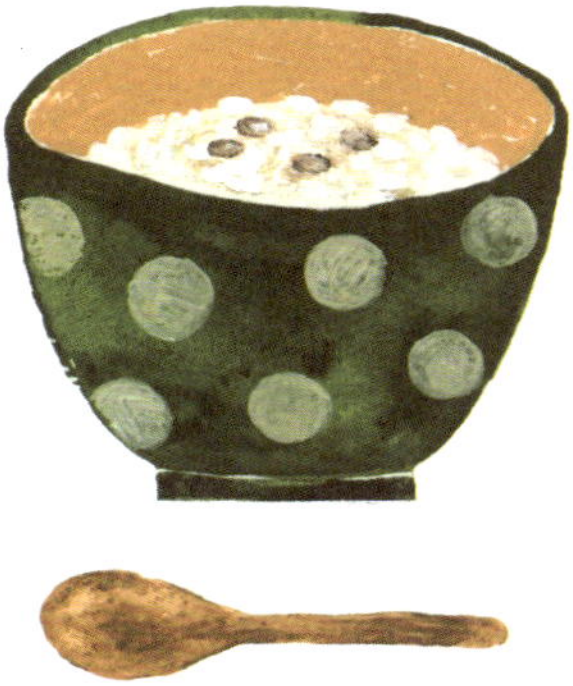

らず、皮膚の症状によって対処していきます。

ざっくり、次のように分類してみました。

肌が真っ赤になっているような方には…

思春期のニキビやアトピー性皮膚炎によく見られるケースです。

この場合は、体の中に余分な熱がこもっているのが大きな原因になります。そこで治療では**体の中の余分な熱を冷やしてあげる**方法をとります。原因はアトピー等体質的なものもありますが、その他の場合は、男性ホルモンの分泌過多や香辛料など体を熱くする食事などが原因で、体の中や皮膚に熱が滞っている場合が多いです。受験の時や結婚前にひどくなる方がいますが、ストレスなどのイライラも**肝**《かん》の働きに影響し、熱を持つ原因になります。

まず、香辛料の効いた激辛ラーメンや、体を温める食べ物、チョコ

レート、脂っこいものなどは控えてください。また激しい運動、温泉、サウナなどは、症状を悪化させますので控えてください。

ステロイドや抗生物質などで症状を抑えながらご家庭でできる食事療法は、結果的に根本療法になります。

漢方薬には体の熱を取る**清熱薬**《せいねつ》、**清熱解毒薬**などがあります。

またイライラやストレスが原因の場合は気滞《きたい》の対策も必要になります。

清上防風湯《せいじょうぼうふうとう》、**黄連解毒湯**《おうれんげどくとう》、**竜胆瀉肝湯**《りゅうたんしゃかんとう》、**治頭瘡一方**《ちずそういっぽう》、**犀角地黄湯加減**《さいかくじおうとうかげん》、**五味消毒飲加減**《ごみしょうどくいんかげん》などをお勧めしています。

皮膚病は毎日の食事が大切です。体を冷やす性質を持つ食材を選んで毎日の食卓に利用しましょう（２４９ページ⑧、イライラがある時には２４４ページ③）。

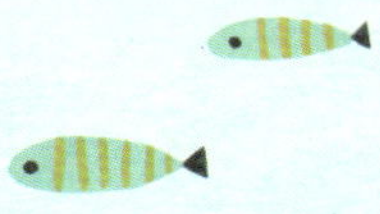

肌に潤いがなくカサカサしているような方には…

脾《ひ》（胃腸の働き）が悪いために血の不足や気の不足が起こり皮膚を潤せなかったり、肺《はい》の働きが悪くなって皮膚を潤す働きが悪くなっているのが原因と考えます。

当帰飲子《とうきいんし》、補中益気湯《ほちゅうえっきとう》、当帰芍薬散《とうきしゃくやくさん》、帰脾湯《きひとう》、人参養栄湯《にんじんようえいとう》などをお勧めしています。

また血の不足を補う食材（２４３ページ②）、気を補う食材（２４２ページ①）、陰を補う食材（２５０ページ⑨）を利用しましょう。

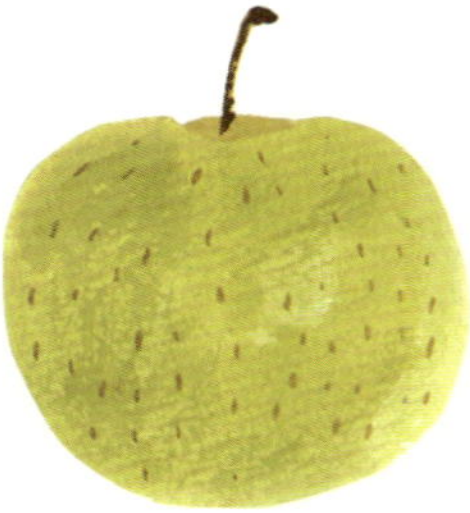

※注意点として、肌が赤くなっているときは、「(温)」と書いてある食材は控えてください。また梨、リンゴ、白キクラゲ、ゆり根、白ゴマなど皮膚を潤す食材をお勧めします。

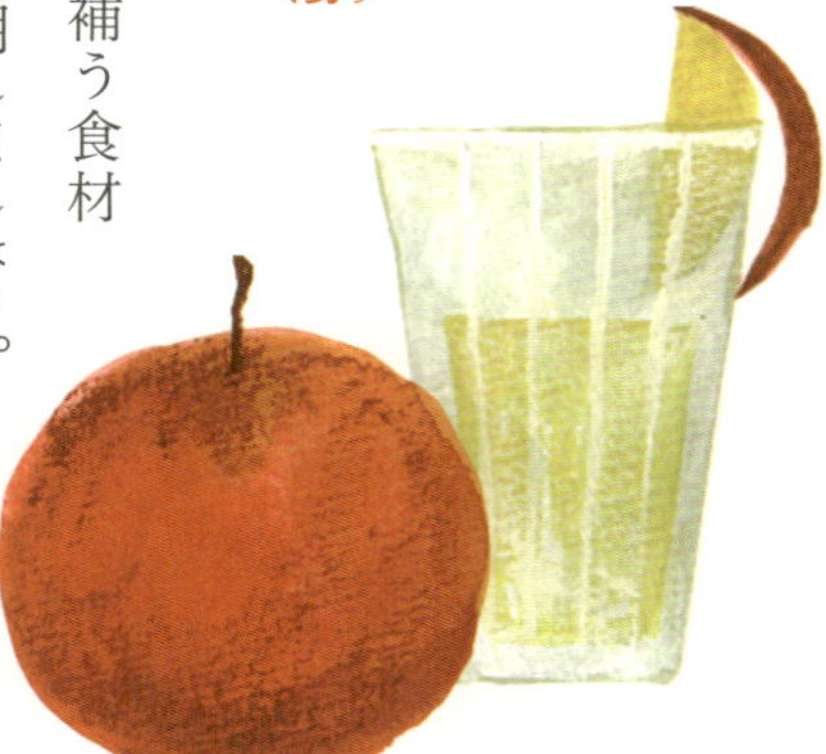

主に下半身にジュクジュクした湿疹が出来ている方には…

脾の働き（胃腸の働き）が悪いと、体の水はけが悪くなって体の中に余分な水が溜まってしまうと考えられています（50ページ参照）。いわゆる水毒症状《すいどく》の方です。熱《ねっ》と湿《しっ》を取る**清熱燥湿薬**《せいねつそうしつ》、**黄連解毒湯**《おうれんげどくとう》、**竜胆瀉肝湯**《りゅうたんしゃかんとう》などの漢方薬をお勧めしています。またお勧めの食材として、245ページ④（寒がりタイプには温性、暑がりタイプには冷性）を参照してください。

年頃になって口の周りなどに吹き出物が出来る方には…

20代過ぎになって、口の周りなどに赤黒い吹き出物が出来て、なかなか治らない方がいます。

冷えやストレスで血の流れが悪くなり**ドロドロ血**（**瘀血**《おけつ》）が起こりやすくなっているという原因が一番多いと感じています。同時に子宮内膜症などが起こりや

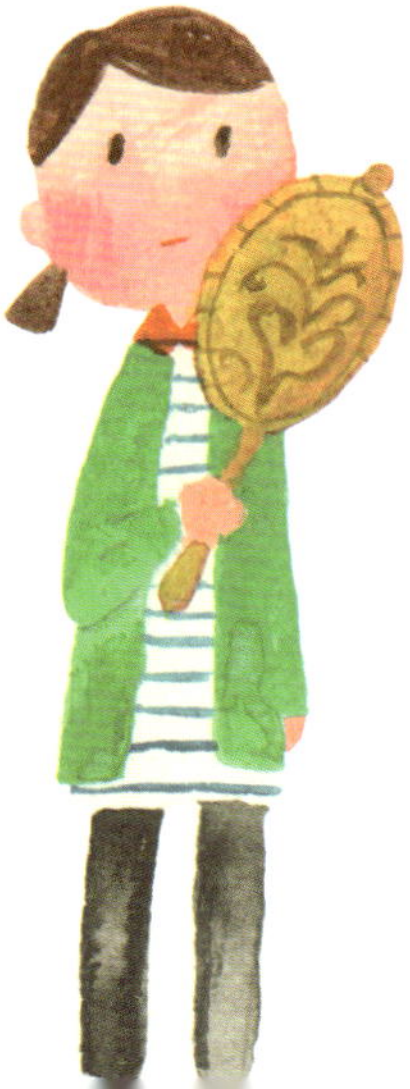

すくなるので要注意です。長く続くと皮膚がゴワゴワになる方もいらっしゃいます。実は私も20代の頃、冷えとストレスが原因による吹き出物が出来て、跡になってしまいましたが、年々薄くなって自然に治りましたので、安心してください。

漢方薬には血虚《けっきょ》を改善する**補血《ほけつ》剤**、ストレスによる気滞《きたい》を解消する**行気《こうき》剤**、瘀血を改善する**理血《りけつ》剤**などが使われます。**当帰芍薬散《とうきしゃくやくさん》**、**桂枝茯苓丸《けいしぶくりょうがん》**、**桃核承気湯《とうかくじょうきとう》**、**逍遥散《しょうようさん》**などをお勧めしています。

冷えを取る食材（２４８ページ⑦）、ストレスによる気滞を解消する食材（２４４ページ③）、瘀血を解消する食材（２４６ページ⑤）、血を増やす食材（２４３ページ②）など、原因を理解して使ってみてください。

※瘀血《おけつ》は冷え、気滞《きたい》、気虚《ききょ》、水毒《すいどく》などいろいろな原因の結果に起こることがあるので、それぞれの対処が必要です。女性の場合は、子宮内膜症、子宮筋腫など婦人科の病気にもなりやすいので要注意です（１３４ページ参照）。

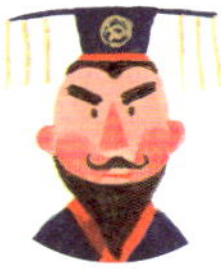

隠れ貧血に注意しましょう

お子さんにこんな症状がありませんか？

なんとなく元気がない、生理が遅れがち、生理の量が少ない、爪がもろくつやがない、舌の色の赤みが薄い、生理になると頭痛やめまいがする、髪の毛がパサパサする、目がかすむなど。

いくつか思い当たることがあったら、病院の検査で貧血と言われたことがなくても、「血虚《けっきょ》」という症状かもしれません。

西洋医学でいう貧血と漢方でいう血虚とは、少し違うところがあります。

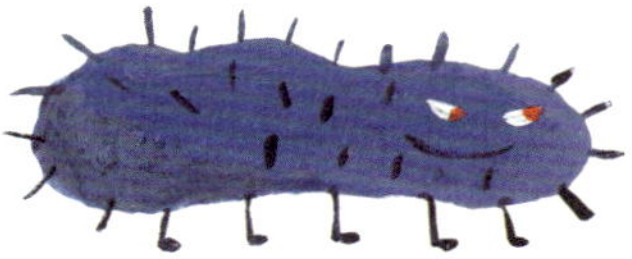

漢方ではその症状を「**血**《けつ》」に問題があると考えます。

貧血は、血中のヘモグロビンに結びついている鉄分が不足している状態（血液の質が悪くなっている状態）です。

それに対して**血虚《けっきょ》は、臓器や組織に運ばれる血液の量が不足している状態**です。


例えば立ちくらみの場合、運ばれる血液中の鉄が不足しているのは貧血。

頭に運ばれなければならない血液の量が不足しているのが血虚です。

つまり、臓器や組織などの体のパーツに運ばれる血液の「量」が少なくなっているために起こっていると考えるのが漢方の血虚です。


血虚になると、例えば生理の終わり頃にシクシクした頭痛が起こったり、頭がふらふらするなどの症状が出ます。

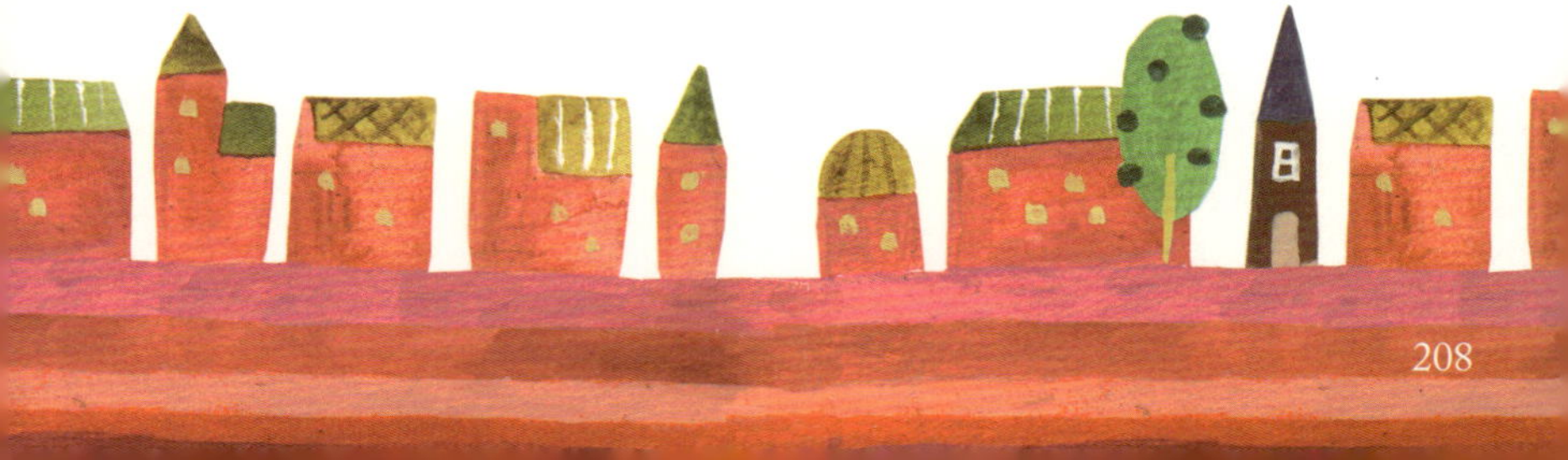

そして、検査で貧血と指摘されない方でも血虚の症状が出る場合があります。いわば**「隠れ貧血」**です。

病院では貧血は主にヘモグロビンに結びつく鉄分などの量を測定して調べますが、髪の毛がパサパサするとか目がかすむなどの血虚の症状は検査の数値に出てきません。もっとも、貧血タイプの方に血虚の症状が起こりやすいのもまた事実です。

お子さんがダイエットなどで野菜に偏ったりする食事の傾向がある場合は、注意してあげてください。

漢方薬は、**養血当帰膠加減**《ようけつとうきこうかげん》、**四物湯**《しもつとう》、**帰脾湯**《きひとう》、**十全大補湯**《じゅうぜんたいほとう》などをお勧めしています。

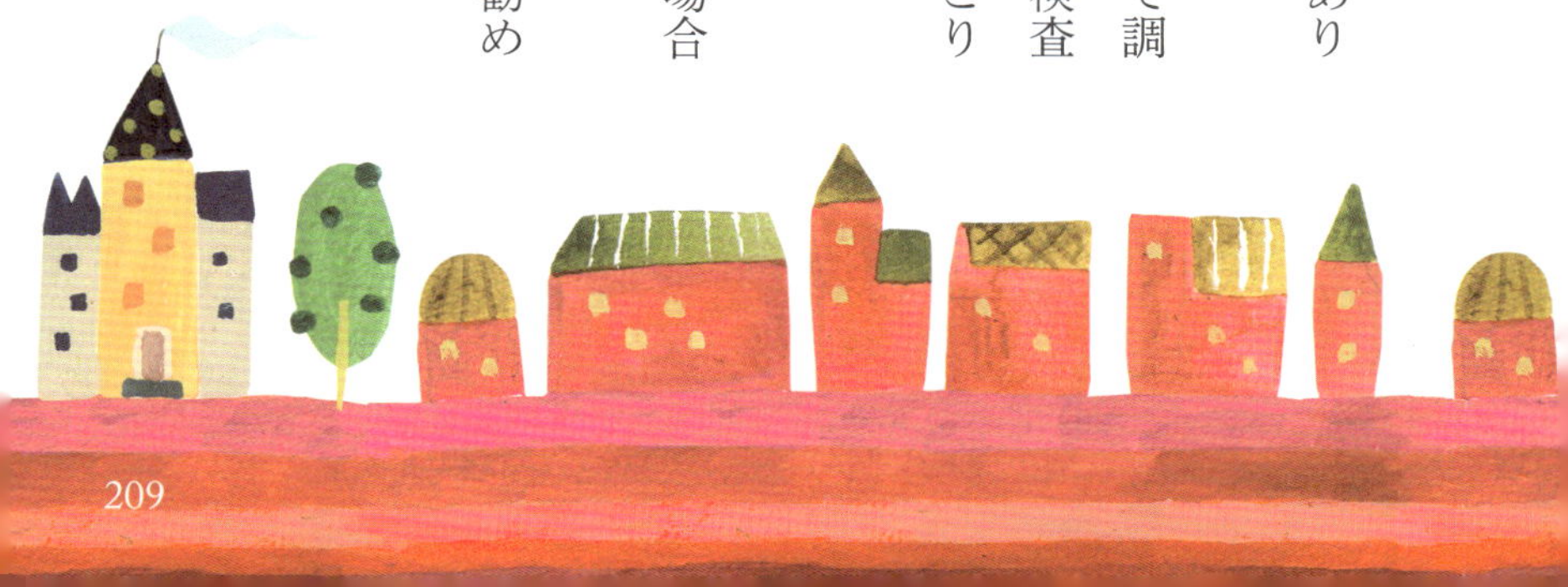

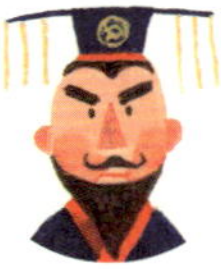

そのおしゃれが冷え性になる？

真冬なのに短いスカートに素足で通学されている中高生を見かけると、心配になります。

漢方に限らず、**「冷えは万病のもと」**といわれています。
冷えは五臓に影響を与えますが、特に**腎**《じん》が冷えるといろいろな疾患が生まれます。
私が一番心配するのは、結婚してもなかなか妊娠できなかったり、流産してしまうことにつながる点です。

漢方で考える不妊症の原因の一つとして、**精**の不足という問題があります。

腎には精という、成長や発育、老化、生殖機能にかかわっている基礎物質、つまり性ホルモンのような物質が蓄えられています。

既にお話ししている通り、この精は両親から生まれつきもらっているのですが、そのあとはスマホのバッテリーのように食事で補充しないといけません。

そして寒さと冷えは、腎の働きを悪くしてしまうのです。

腎が冷えると精の働きが悪くなり、女子では生理や卵子の生成にかかわり、初潮が遅くなったり、不妊などに影響したり、早産、流産の原因にもなります。

この状態は病名でいえば、「子宮発育不全」という名前がつけられます。

私も流産を繰り返したときに、この病名

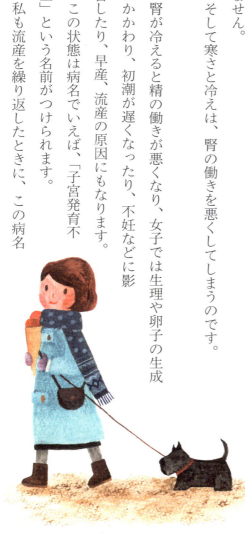

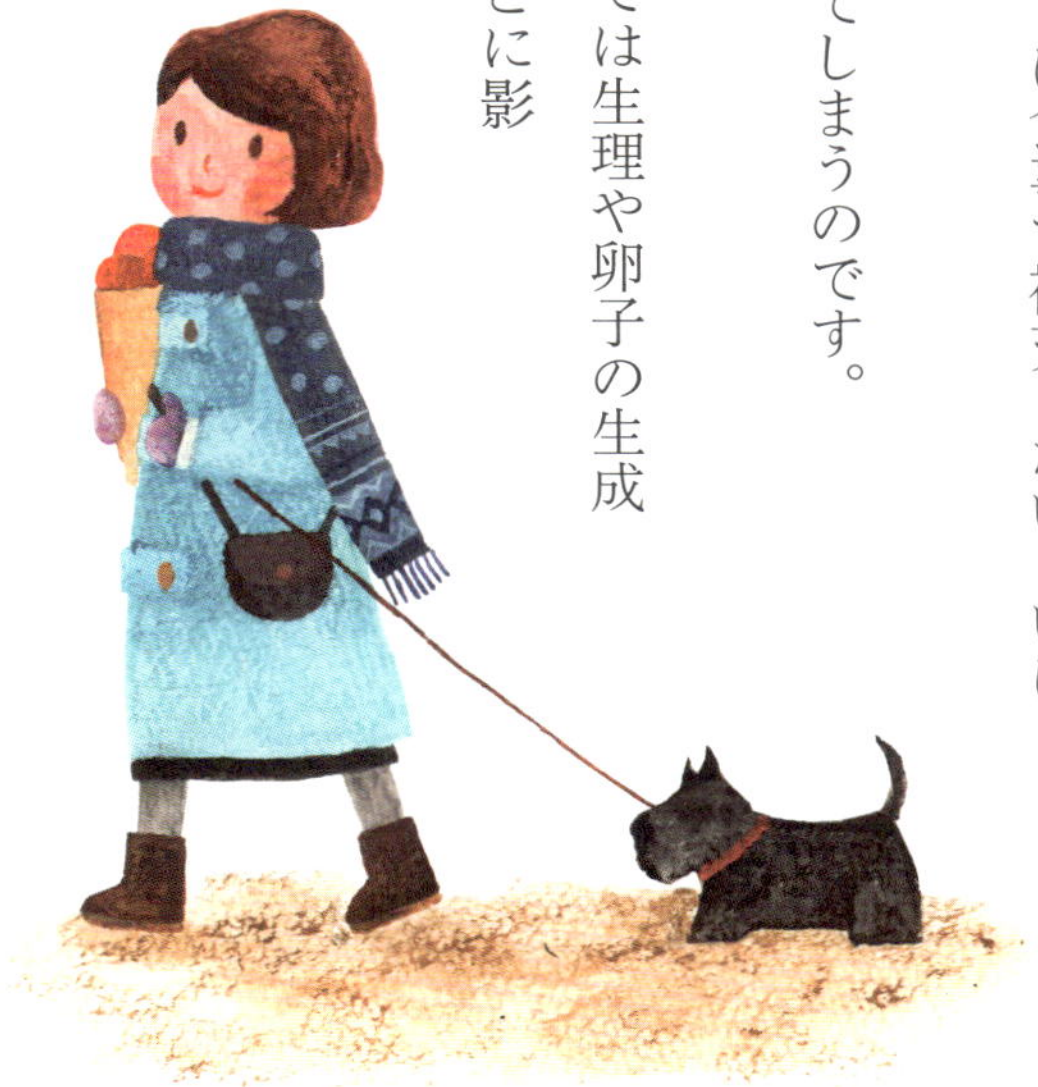

を知りました。

将来お子さんが不妊や流産などに悩むことがないよう、説明して、また気をつけてあげてください。

ただ、中高生の時代ではまだ妊娠や体質の話は興味がなく、注意してもなかなか納得してもらえないかもしれません。後悔先に立たず、私自身経験したことなので、よくわかります。

せめて家庭の中では、**腎を温める食事や環境**を工夫してあげてください。

温める食事には、248ページ⑦の食材を利用しましょう。

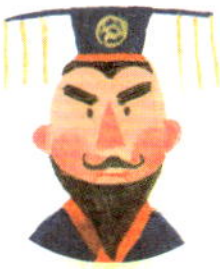

若さの弊害、無自覚な生活習慣のつけ

女性の体は7の倍数の年齢を節目に変化するという『黄帝内経《こうていだいけい》』の記述は、女性の精の変遷を表しています。

漢方でいう「精」は人の成長、発育、生殖に関する生命エネルギー、わかりやすく言えば「ホルモン」にあたるものです。

現代では、栄養や環境の変化もあり、肉体的な年齢は『黄帝内経』が書かれた時代からかなり違ってきています。

私がまだ若かった頃は、60代くらいの女性はもう〝おばあさん〟と呼ばれるくらい老けて見える方もいました。

しかし、ホルモンの変遷については現代でも変わらないという事実があります。つまり、**女性の精（ホルモン）は今でも『黄帝内経』の記述と同じ28歳頃がピークで、35歳になるころから衰えが始まる**のです。

この精（腎精）は、もともと親から遺伝的に受け継がれていますが、何度かお話ししている通り、精はスマホのバッテリーが減るように、無自覚な生活によってだんだん減ってしまいます。

そこで毎日の食事や呼吸で精を補充する必要があります。若さを保つことを「精をつける」と言ったりしますね。

若い頃の悪い食生活を続けていると、大人になって腎の精が減ってしまう結果、腰痛、骨粗しょう症、白髪、難聴、耳鳴り、尿もれなど老化の現象が人より早く出てくる心配

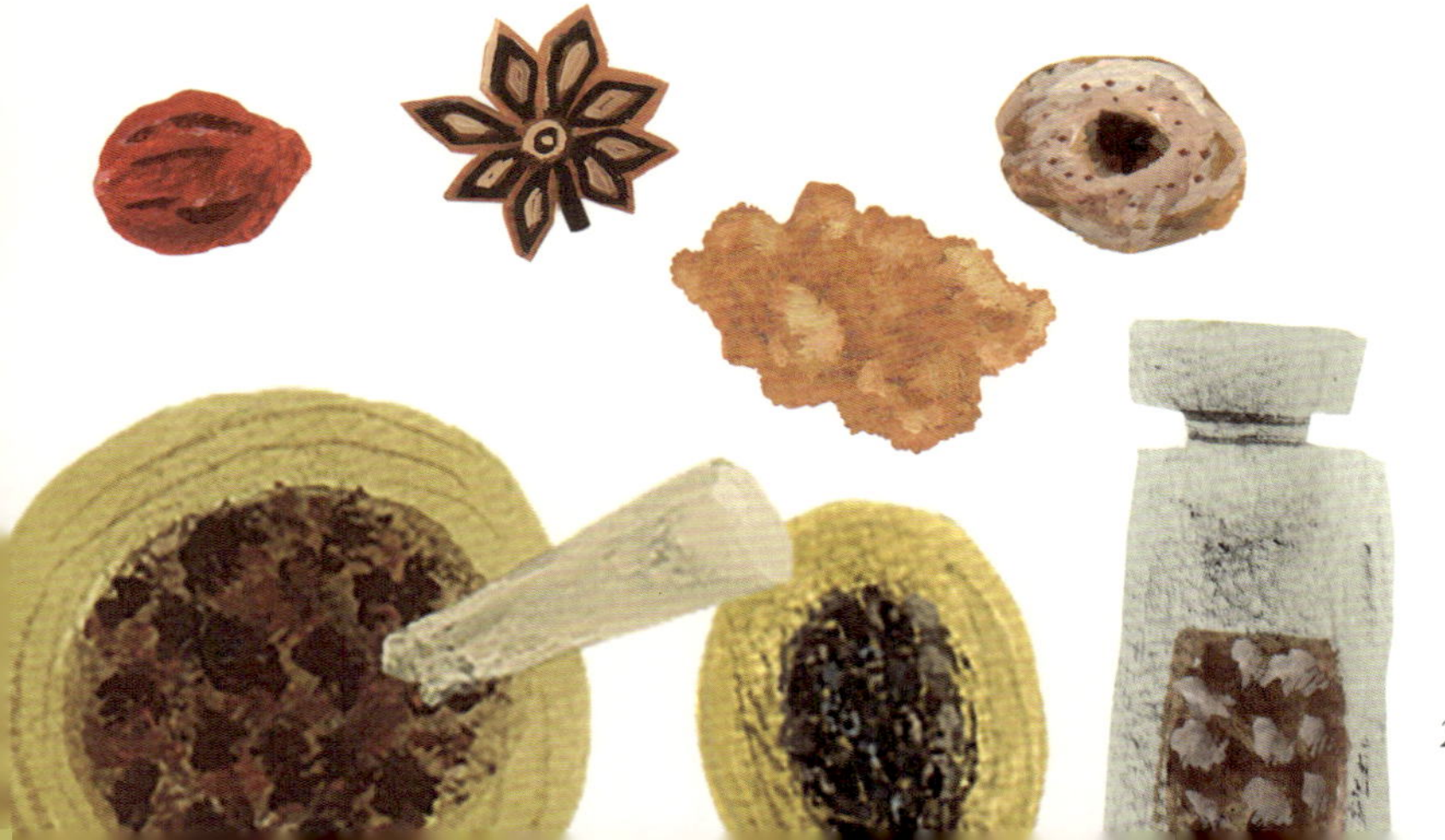

があるのです。

現代の予防医学でも、骨の密度が多いのは20歳前後といわれ、40歳の半ばくらいから落ちてくるといわれています。もともと骨量が多くない人は年をとると骨密度がさらに低くなり、骨折したり背が低くなったりする可能性が出てきます。

老人になると、骨密度はとても重要な問題になります。整形外科では、ほんのちょっとしたはずみで転倒して大腿骨骨折をしたという患者さんがとても多いのです。

まだ若いから大丈夫と過信して、食事をおろそかにしたり、腎を痛めつける冷える服装や生野菜中心の冷える食事を続けていると、40代、50代になって背中が曲がってきた

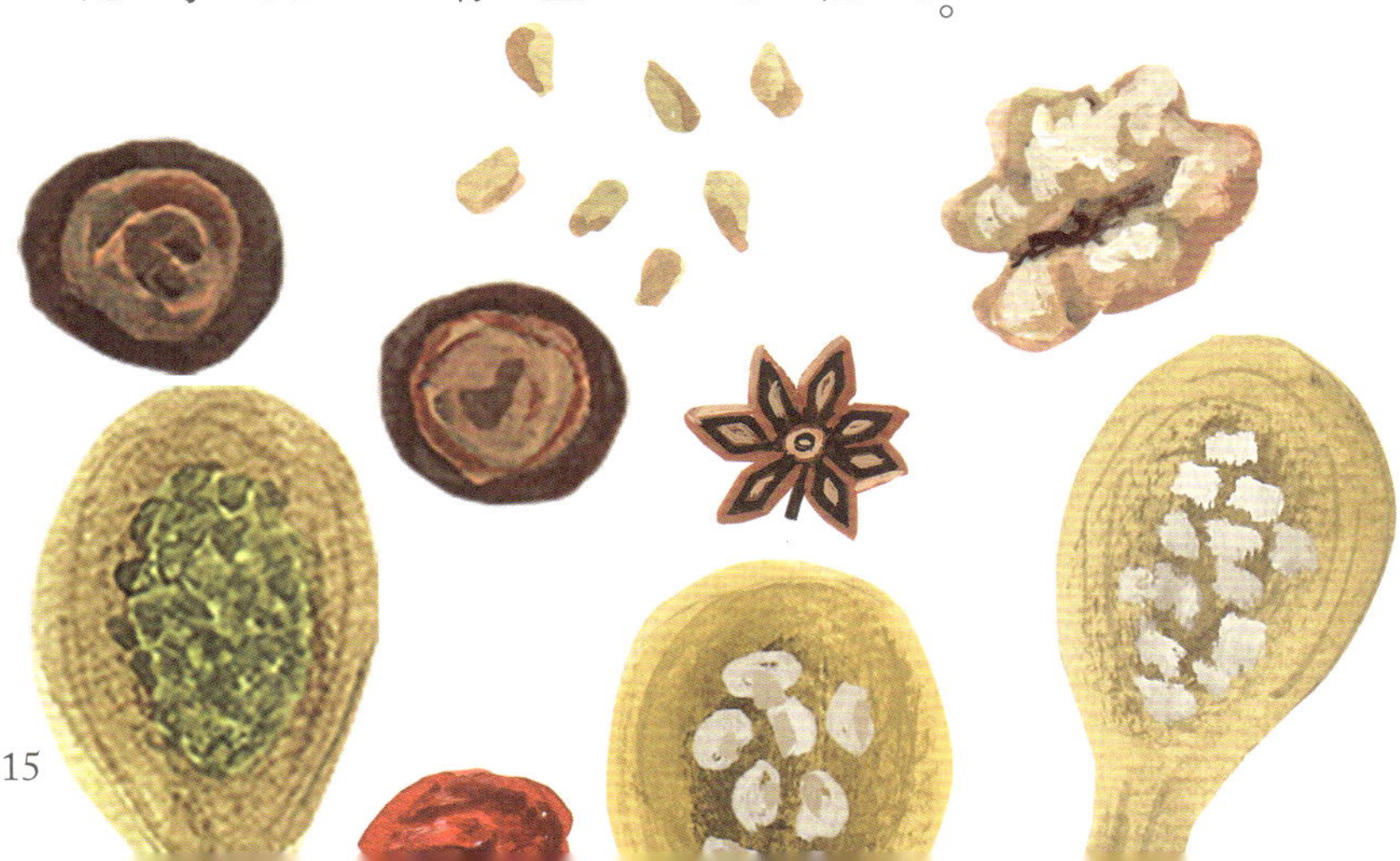

り、身長が3㎝くらい縮んでしまうなどの老化現象が起こりやすくなることを知ってください。

私自身、骨密度の低下などが進んでいます。中学や高校生の時にもっと注意していれば……「後悔先に立たず」とはまさにこのことと反省しています。

若い方には**「腎《じん》を冷やさないこと」「精をつけるバランスの良い食事」**が将来の健康に役立つことを、ぜひ伝えてください。

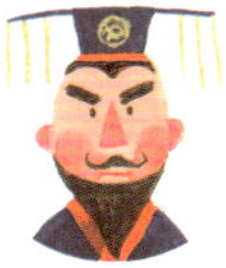

結婚前の若い方に伝えたいこと

妊活は早ければ早いほど良い

赤ちゃんを望まれる方は、なるべく早く妊活を始めましょう。

近年、晩婚化が顕著になっています。

私の若い頃は女性の結婚年齢は25歳頃で、私も大学を卒業して2年後には結婚・退職しました。当時は育児休暇などはなく、働きながら出産できる環境などなかった時代でしたので、多くの女性は結婚すると会社を辞めていました。

一方、最近では結婚しても仕事を続けられる環境が整っ

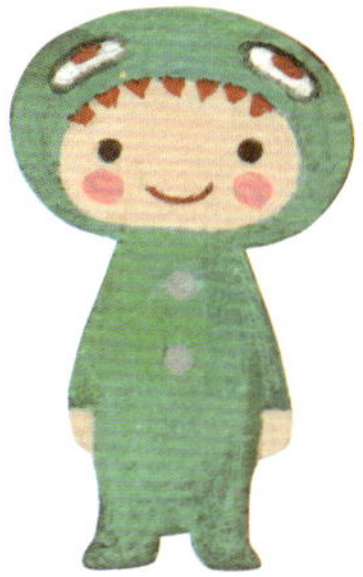

てきており、晩婚化もさることながら、結婚しても仕事を優先して妊活を後回しにする方もいらっしゃると思います。

しかし、ここで考えていただきたいことがあります。

それは**卵子の生成と老化**についての問題です。

女性が一生で排卵する卵子は、個人差もありますが大体４００～５００個と決まっており、しかも年をとるにつれてだんだん機能が衰えていくのです。

漢方の理論でも14歳から生理が始まり、21歳から28歳くらいに精（現代的には性ホルモン）がピークになり、それ以降は老化が始まるといわれています。

妊娠、出産には人それぞれの事情があり、何歳で子どもを産むかはもちろん個人の自由です。

ただ、加齢に伴って卵子は老化し、数も減少するので妊娠しづらくなってしまうことは知っておいてください。

出産の適齢期は25歳から35歳と説明する産婦人科の先生もいます。

経済的な理由や、職場や家庭の事情で、妊活を先延ばしにしてきた女性の不妊相談を受けることがありますが、卵子が老化することをご存知ない方が多いのに驚きます。著名な女性が40代で出産されている記事などを見て、まだ大丈夫と考えていらっしゃった方もいました。

体外受精など医学の進歩によって無事生まれた赤ちゃんも多くいます。

一方で、35歳を過ぎると卵子の老化によって体外受精の妊娠率は低下し、流産の可能性が高くなると説明する先生もいます。

いろいろな事情で妊活できない方の場合、卵子を凍結するという手段もあります。

専門家の先生に相談されることをお勧めします。

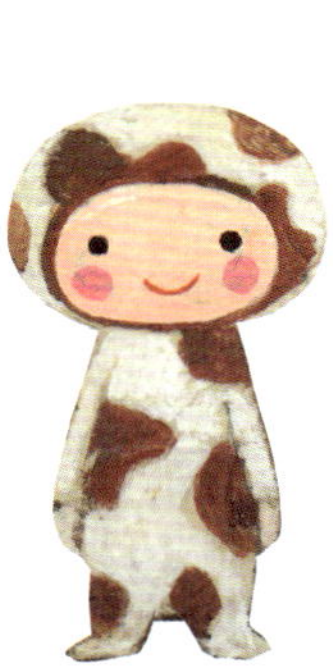

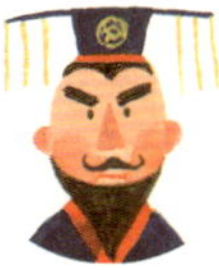

なかなか授からない方へ

まず、一般的な**「不妊」の定義**をお話しします。

日本産婦人科学会では、

「一定の期間に避妊することなく、通常の性交を継続的に行っているにも関わらず、妊娠の成立を見ない場合」

を不妊症と定義しています。

「一定の期間」は以前は2年とされていましたが、現在は1年が一般的とされています。

この定義をご覧になり、驚いた方も多いのではないでしょうか。

赤ちゃんを望んでいる二人で性行為があるのに1年経っても妊娠できない場合は「不妊」になるわけです。

不妊のカップルは10組に1組といわれていますが、近頃は結婚年齢も上がり、この割合はもっと多くなっていると考えられます。

もしご夫婦で妊娠を望んでいるのに1年間妊娠されなかったら、積極的に検査をされることをお勧めします。

どちらに原因があるとしても、現代はいろいろな対処法がありますので。

知り合いの娘さんが1年以上妊娠しなかったので、検査した結果、着床に差し支える問題があり、卵子を二つ採取し

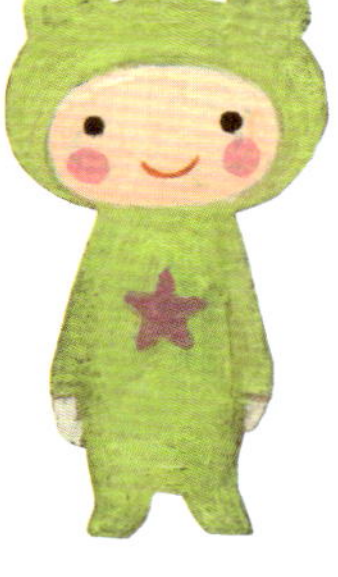

て冷凍保存していただいたそうです。

その後、婦人科の治療を受け、凍結した卵子を取り出して体外受精させ、無事赤ちゃんを授かりました。

さらにその後、二つ目の卵子を取り出してお子さんを出産され、現在はお仕事を続けていらっしゃいます。

卵子が元気な若いうちに治療を進めておいて、よかったと喜んでおられました。

現代の不妊治療の発展は目を見張るものがあります。

少子高齢化の社会の問題のためにも、正しい治療法などが周知されるべきだと考えます。

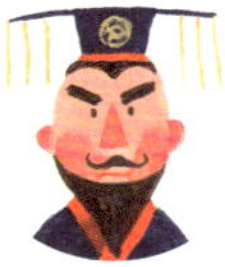

妊娠してもすぐ流産をしてしまうときは

赤ちゃんが授からなかったり、流産してしまう原因はいろいろありますが、参考までに私の経験をお話しします。

私は大学を卒業して、2年間会社勤めをして結婚し、専業主婦になりました。

学生時代から会社勤めの間、気ままな、かなり不規則な生活、特に食生活は好き嫌いが多く、前述のように**腎精**《じんせい》が不足していました。

その結果、結婚した頃からいろいろな体の不調が起こり始めました。

生理不順、いつも遅れ気味、生理の量が少ない、生理

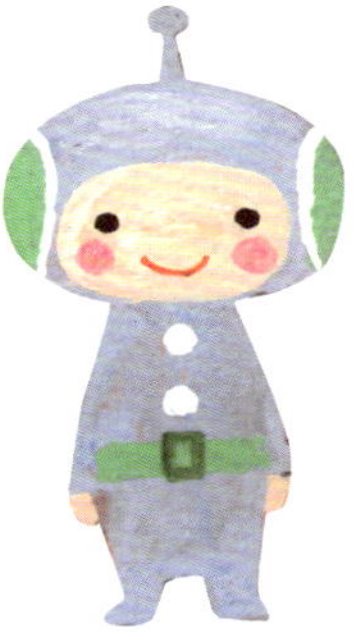

痛、青黒いニキビが口の周りやあごに多く出来る、ひどい便秘、黒いコロコロ便、足がひどく冷える、冷えたり疲れると膀胱炎を繰り返す、足がむくむ、などなど。

結婚して1年目で妊娠しましたが、3か月で流産。その後、基礎体温を測ってタイミングを計ってもなかなか妊娠できず、2年目にやっと妊娠しましたが、また3か月で流産。そして三度目の妊娠では1か月で流産してしまいました。便器がレバーのような血の塊で一杯になったときは、頭が真っ白になりました。

少し間をおくように指導され、食生活などに注意し漢方薬を服用して2年後に妊娠し、無事出産できました。

この私の事例について、漢方の観点によれば――

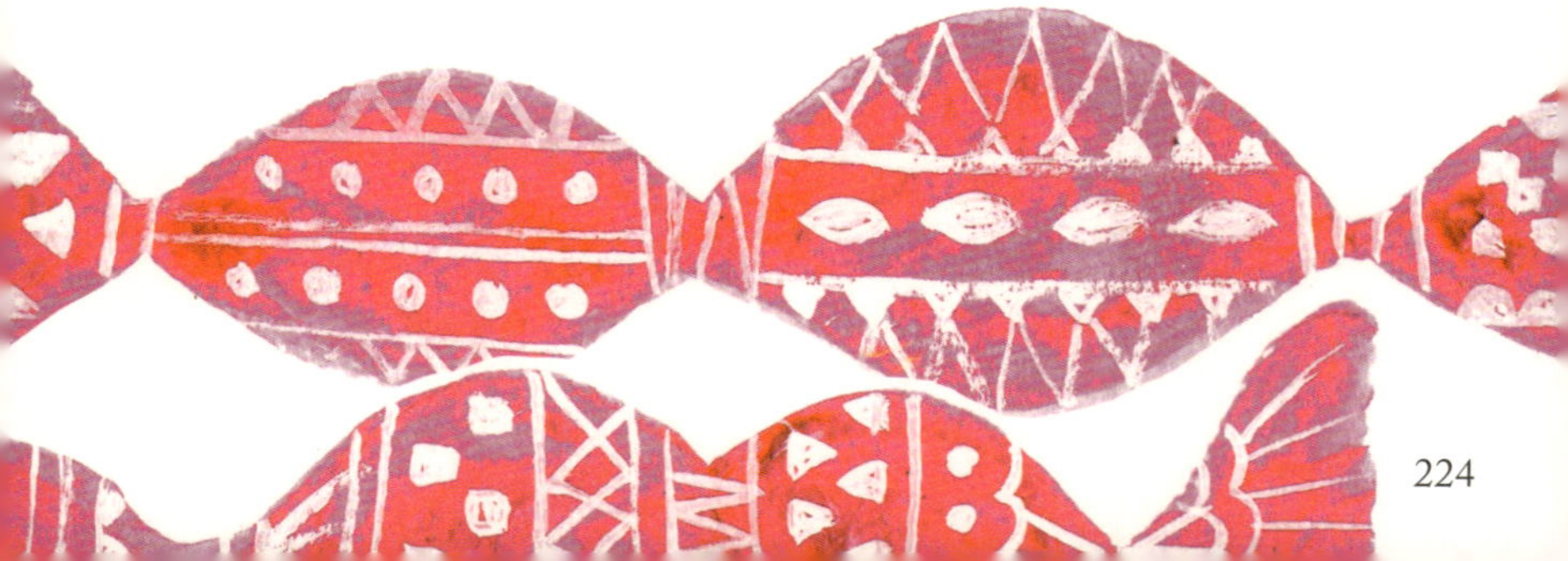

・血虚《けっきょ》（血の不足）…受精卵が着床するための子宮の栄養不足
・肝鬱《かんうつ》（ストレス）
・瘀血《おけつ》（血の流れの滞り）…受精卵が着床しても育たない
・腎精《じんせい》不足による子宮発育不全

など、複数の原因が相まって妊娠を妨げ、また流産を繰り返してしまったと考えられます。

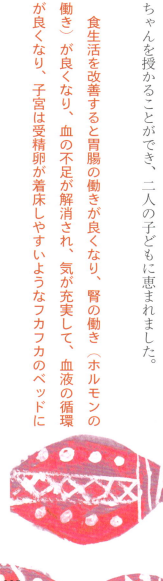

私は近所の薬局で漢方薬を処方していただき、食生活を改善して、赤ちゃんを授かることができ、二人の子どもに恵まれました。

食生活を改善すると胃腸の働きが良くなり、腎の働き（ホルモンの働き）が良くなり、血の不足が解消され、気が充実して、血液の循環が良くなり、子宮は受精卵が着床しやすいようなフカフカのベッドに

変わります。

その時の経験から、漢方の勉強を始め、30歳で薬局を開設しました。

当時を振り返ると、ああすれば良かった、こうすれば良かったと反省することがたくさんあります。

若い頃の私と同じように、生理不順や食生活の不摂生、冷える服装などの問題を抱えていそうな若い女性が多く来店されます。

そうした方に、私はなるべく声をおかけするようにしています。

お節介に感じられるかもしれませんが、将来きっと喜んでいただけると信じています。

年頃の娘さんがいるお母さんは、ぜひ私の例を伝えてみてください。

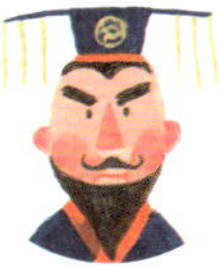

精（ホルモン）の働きが悪くても大丈夫

前述のように、なかなか妊娠できなかったり、流産をしてしまう原因に**「精」の不足**があります。

漢方では成長ホルモン、生殖ホルモン様の物質を精といい、腎に蓄えられているとされています。

この精は、誰でも生まれつき親から受け継いでいます。

生まれたときに元気な鳴き声を上げておっぱいを欲しがる赤ちゃんと、弱々しくてなかなかおっぱいを飲まない赤ちゃんがいますね。これは、生まれつき両親からたっぷり精をもらった赤ちゃんと、わずかな精しかもらえなかった赤ちゃんがいるということです。

この、親から受けついだ精を「先天の精」といいます。現代的に言えばホルモン、さらに言えば遺伝子とかＤＮＡにも及ぶものといったところでしょうか。親の栄養状態や生活習慣が影響してくるものです。

「先天の精」はスマホのバッテリーが減っていくように、だんだん減ってしまいますが、食事から得られた栄養物（水穀《すいこく》の精微《せいび》）で補充することができます。後から補充された精を「後天の精」といいます。

せっかくご両親からたくさん精を受け継いでも、不摂生で精の補充ができないと体調を崩す人もいるわけです。

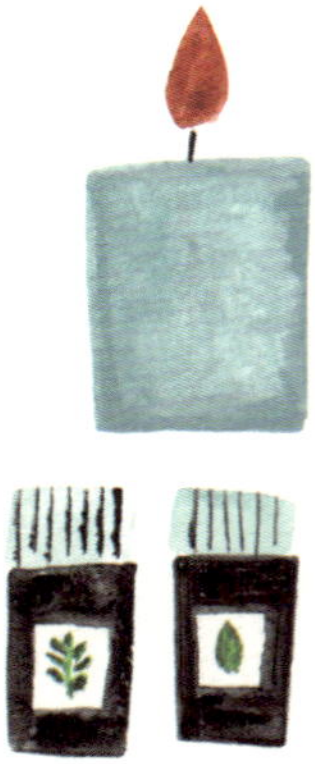

逆に、生まれつき性ホルモンの分泌不足で妊娠しにくかった方でも、胃腸の機能を高めて栄養状態を良くすれば妊娠しやすい体をつくることができます。ここでは、栄養学が役に立ちます。

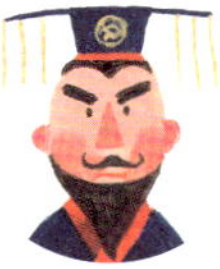

漢方の子宝相談とは

最近は結婚年齢が高くなったせいでしょうか、不妊治療を受ける方も増え、体外受精など高度生殖補助医療によって多くの方々が救われています。

また薬局には、産婦人科の治療を受けたり、体外受精などの治療を受けながら、それと併行して体力づくりのために漢方相談に来店される方が多くなりました。

赤ちゃんが誕生するまでは、体は次のような過程を経ます。

・卵巣から卵子が排出される

・卵管の中で卵子が精子と出会い、受精が成立する

・受精卵は卵管の中で細胞分裂を繰り返しながら子宮に移動する（その間、子宮は

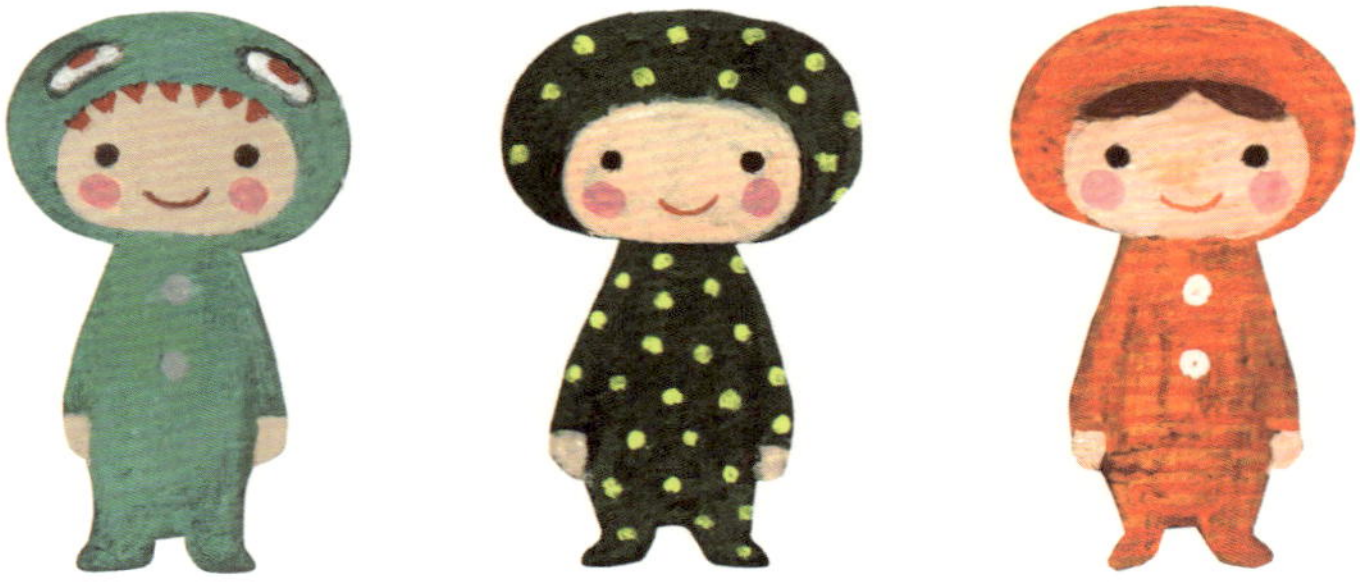

受精卵が着床しやすいように準備する）

・受精卵が無事子宮に着床すると、成長が始まる

・10か月後に赤ちゃんが誕生する

漢方の子宝相談は、子宮の中の瘀血《おけつ》の除去、卵胞の成長を助ける、着床の準備、無事に着床したら妊娠を維持する環境を作る、というようにそれぞれの過程を応援するものです。

また、漢方薬を服用するだけではなく、薬膳など漢方の考え方を活かした養生も一緒に行うことで、妊娠しやすい体づくり、また妊娠中～出産～産後を元気に過ごす体力づくりができますので、ぜひ活用していただければと思います。

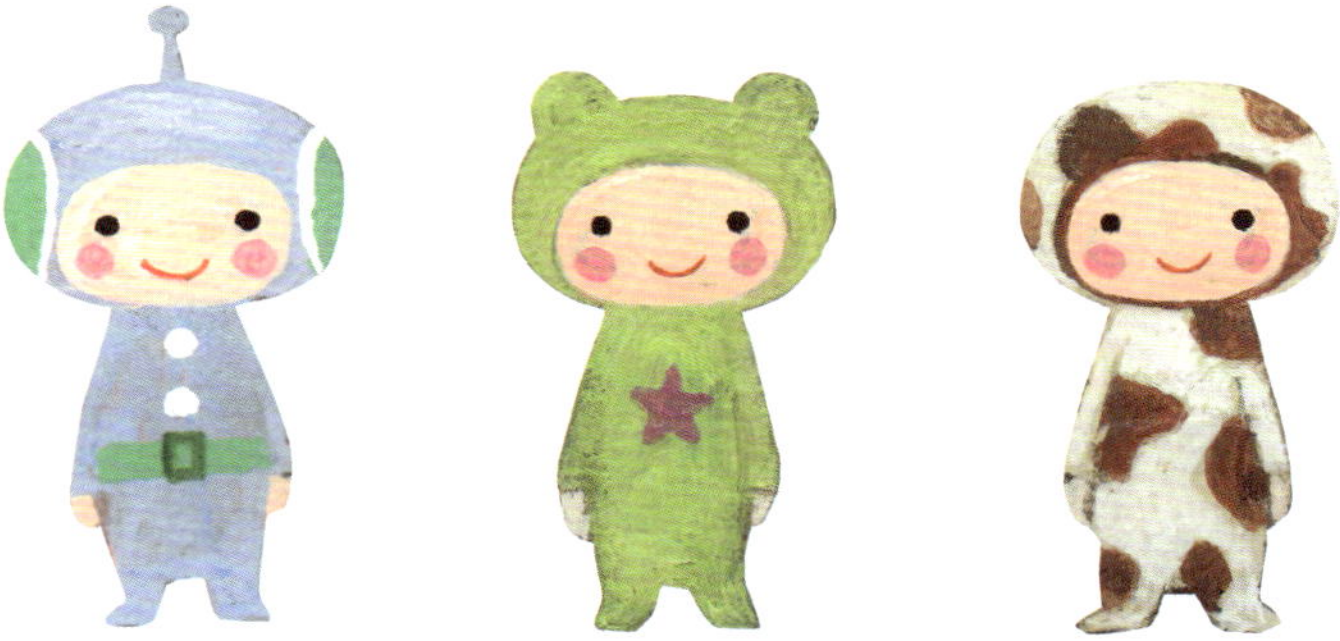

元気な卵子を育てる

妊娠にはまず排卵が必要です。前述の通り卵子は数が決まっており、加齢に伴って元気も衰えていきますが、40歳以上で元気な卵子を育てて無事に出産された方はたくさんいらっしゃいます。私たちはそのために、精を補ったり、血虚《けっきょ》や気滞《きたい》などの体質を改善する漢方薬をご提案し、お手伝いしています。

排卵を助ける

排卵は月経周期が28日の場合は14日目くらいに起こりますが、卵子の寿命は約24時間とされています。一方精子の寿命は3日から最大で7日といわれています。このことから、妊娠が成立するためには最大に見積もって「排卵の7日前から排卵後1日まで」が良いといえますが、排卵前までに、3回以上タイミングが取れれば理想的です。

赤ちゃんのベッド作り

受精卵が着床するためには、フカフカな子宮環境が必要です。そして着床した後は寝心地の良いベッドの維持が必要です。赤ちゃんは10か月の間子宮の中で生活するので、栄養の不足したベッドでは健康に育ちません。

妊娠の維持

子宮は血液を大量に必要とします。血虚、冷え、気滞、湿熱《しつねつ》などの原因で流産してしまうこともあります。

妊娠中は体を冷やす食べ物を避けて、十分な栄養をとり、10か月かけて元気な赤ちゃんを育てることが大切です。

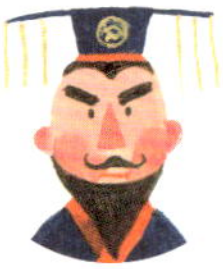

初めての出産と、産後に起こる体の不調

「誰でもやっていることなのに、こんなに大変なんだ」

初めて出産したときの私の本音です。とにかく永遠と思えるくらい長い間、繰り返しやってくる陣痛、それがだんだん間隔も短くなり、もう限界と思えるほど大変でした。

神奈川県立保健福祉大学准教授の田辺けい子氏によれば、**アメリカやフランスではお産の7～8割が麻酔薬で痛みを緩和する無痛分娩が行われているのに対し、日本では1割に満たない**ということです。その原因は、日本社会が女性の痛みに関心を寄せてこなかったからだというのです。

お産は痛いのが当たり前、痛みを乗り越えて母になるといった考えが周りの雰囲気の中にあるのは事実だと思います。私自身、お産の苦しみを少し誇張して自慢話のように話しているのに気がつきます。

また無痛分娩は通常分娩より高額になるので、躊躇する方もいるかもしれません。

マタニティブルー（マタニティブルーズ）

無事出産して、ほっとしたのもつかの間、産後は待ったなしで赤ちゃんの世話をしなければなりません。

おむつの交換、昼夜問わず、3時間おきくらいの授乳。

手際の悪い慣れない扱いに機嫌が悪くなり、訳もわからず泣く赤ちゃんに手こずったものです。

3か月くらい経つと首も据わり、授乳の回数も減って、扱いも慣れてきましたが……。

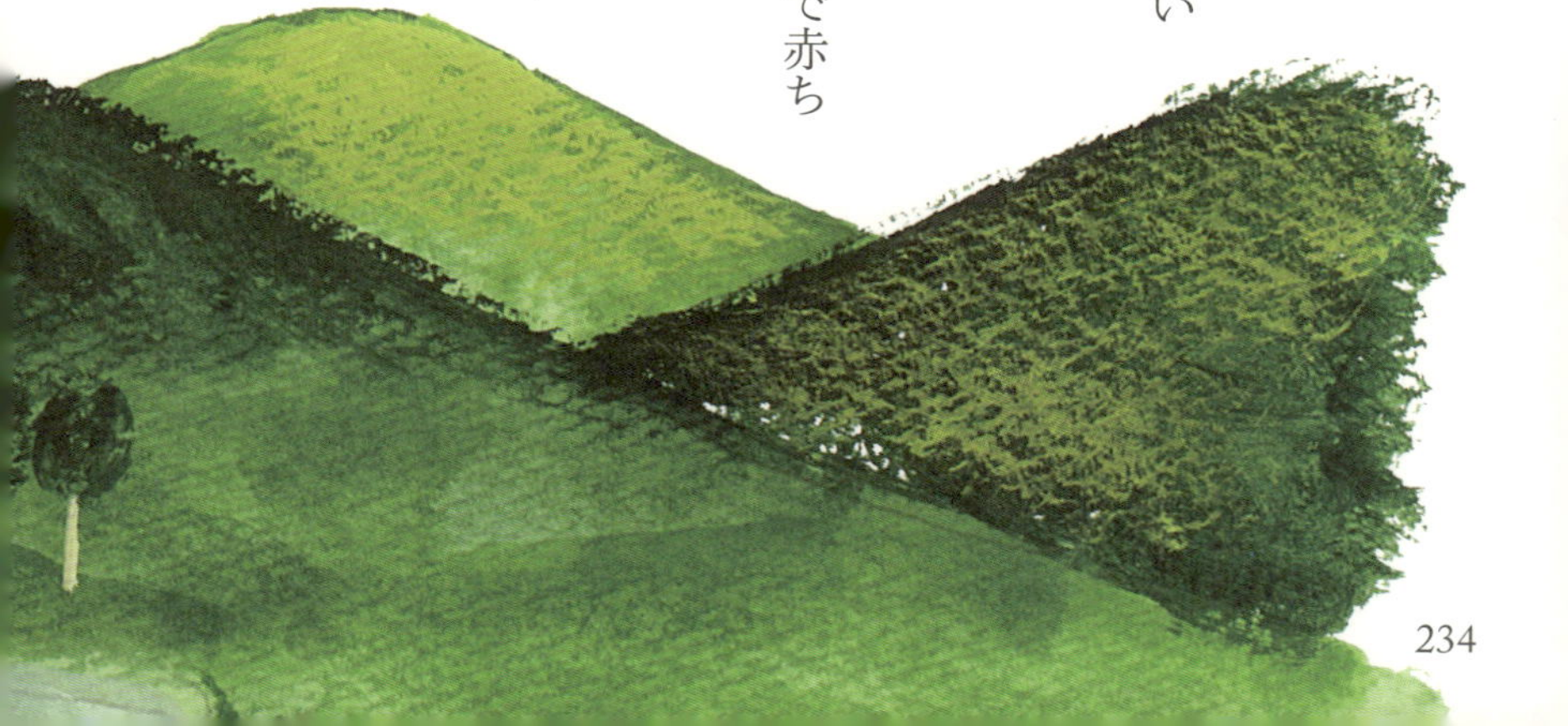

私の場合はその頃からマタニティブルーが始まりました。

赤ちゃんがいるのに、なぜか孤独を感じて、とてもさみしく憂うつになるのです。

まだ小さくて外に連れ出せない赤ちゃんを抱っこして、途方に暮れていました。

同年代のお母さんたちが楽しく子育てをしているのを、畏敬の念をもって眺めていました。

私がマタニティブルーになったのは「心血虚《しんけっきょ》」の症状だったと考えられます。

心血虚とは、心《しん》に十分な血液が補充されていないことです（51ページ参照）。

漢方では心血虚になると、寝つきが悪くなったり、驚きや

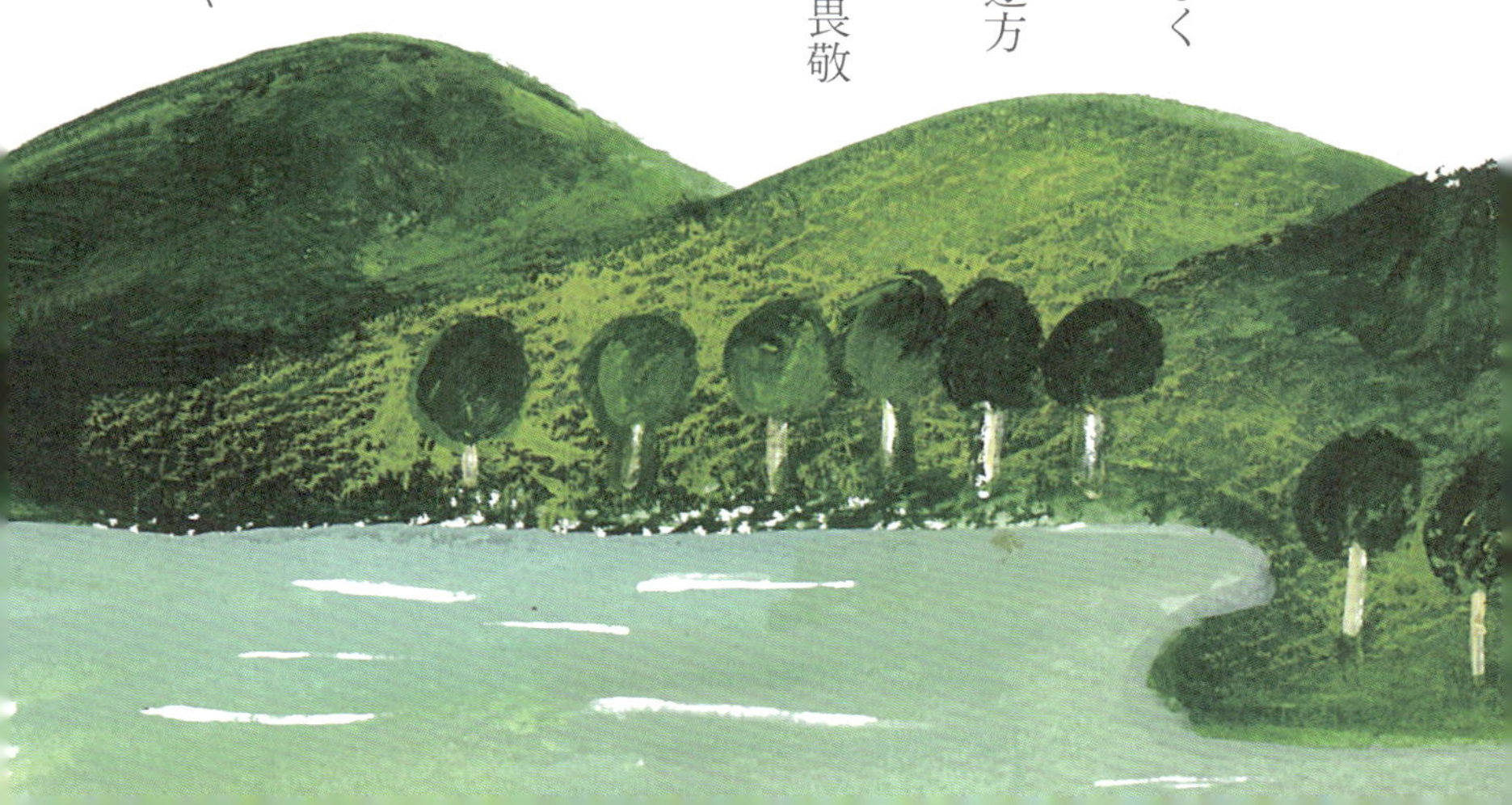

すくなったり、不安感、悲しみ、めまい、ふらつきなどの症状が出やすくなると考えられています。もともと血虚の体質の方は、赤ちゃんをお腹の中で育てるとますます血虚になりやすくなります。

産後は普段よりもっと多く、血を補う食材をとりましょう（２４３ページ②）。

母乳が出ない

産後にやせたり、腰痛が起こったり、出血がだらだら続いたり、視力が衰えたりなど、トラブルのご相談をよく頂きます。特に「母乳が出ない」というご相談は多いです。育児書などに母乳で育てる長所がいろいろ書かれているのを見ると「赤ちゃんに申し訳ない」と悩む女性もいます。

母乳は「白い血液」といわれています。「隠れ貧血」の項でお話しした通り、母乳が出るためには、肝《かん》に十分な血液のストックが必要です（２０７ページ以下参照）。

肝の血液不足は視力の低下にもつながります。私が出産した頃は「産後21日」といって、3週間は目を守るために本を読まないなど安静にするように指導されました。

血液の材料としては、**たんぱく質**が不可欠です。

産後は**「心血虚」「肝血虚《かんけっきょ》」**など血液の不足によるトラブルが多く出る傾向があります。視力低下、腰痛、マタニティブルーを防ぐためにも、産後は血を補充する食材など、栄養をしっかりとりましょう。

産後冷え性になる

産後に急に冷え性になる女性も多くいます。

「赤ちゃんは火の玉」といわれ、陽気の塊のような存在です。そんな赤ちゃんを出産した後、子宮は空っぽになってしまいます。すると一時的に**腎《じん》**の陽気が失われ、冷えを感じるようになるのです。

私の経験でも、後産の処理で長時間寒い分娩室で過ごした後、異常に寒くなった経験があります。産後はすぐ冷え切った体を温めるようにしましょう。

血虚《けっきょ》は冷えを助長します。産後はしっかり栄養をとって、血液不足を補い、一時的な冷えが本当の冷え性にならないようにしましょう。

産後の性交のトラブル

他の動物と同じように、種の保存のための自然の摂理として、男性はいつでも性欲があります。

一方、子育て中や子育てが終わった女性は、多くの場合、「性」に対しては淡泊になりがちです。

そのことに対する理解の有無が原因で、人にはなかなか話せないご相談を頂くことがあります。特に産後に血虚の傾向がある女性からのご相談が多いと感じています。

例えば産後に膣の潤いが減少し、性交痛が起こる方がいらっしゃいます。血虚の方は特にその傾向が早く現れます。潤いを助けるゼリーなどの使用もお勧めしています。また近年は、さまざまな時代背景もあり、少子化傾向が進んでいます。女性の体を守るために、避妊具の使用など男性の協力も必須です。

前にも触れましたが、中学・高校教育の性に関する指導要綱には、男女相互の理解と協力、人間の尊重と男女の平等、男女共同参画社会、家族計画の意義なども大事であると書かれています。

長い人生を共に過ごす中で、日常生活でもベッドの中でも、男女が共に思いやりを持つことはとても大事だと強調したいと思います。

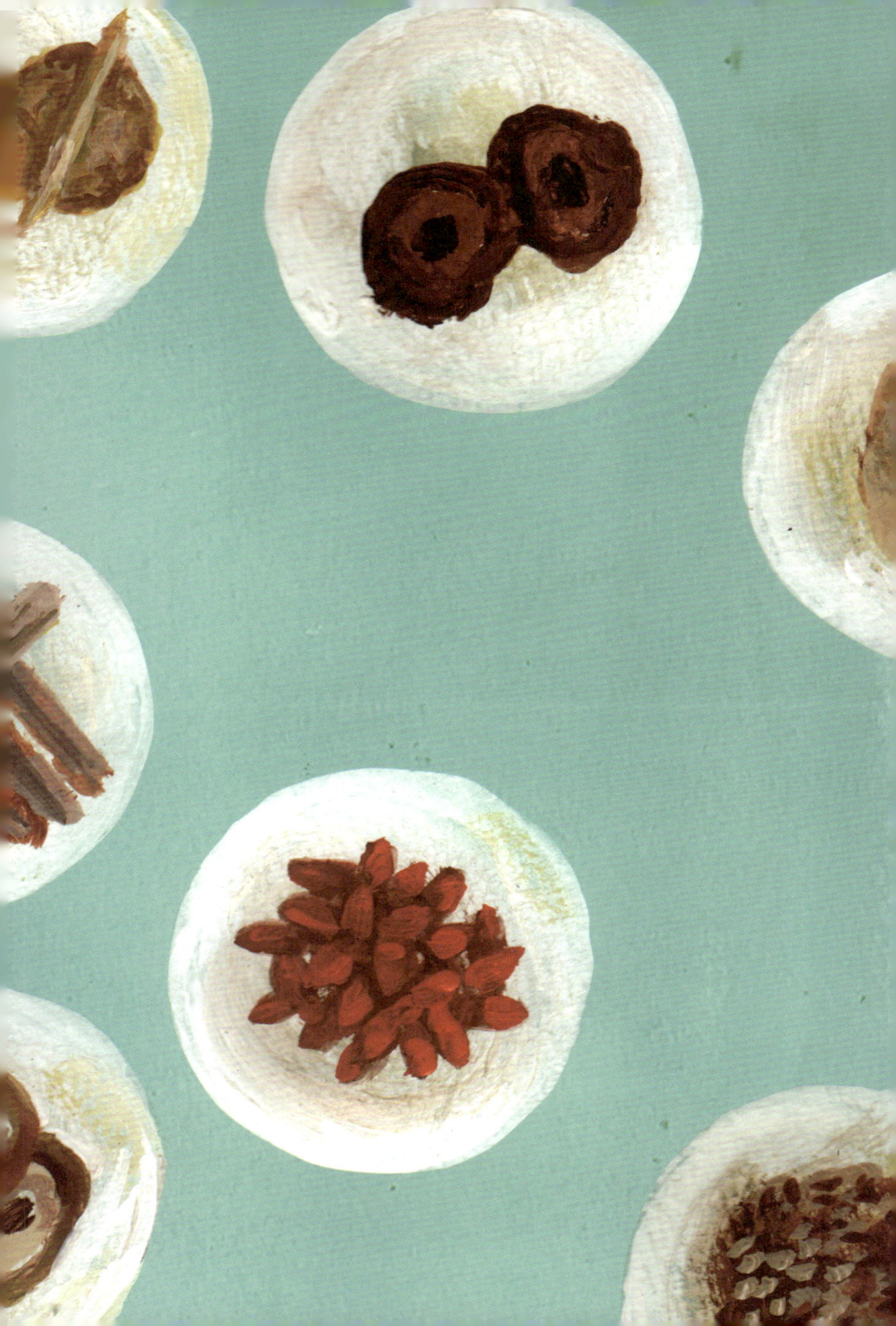

お勧めの食材

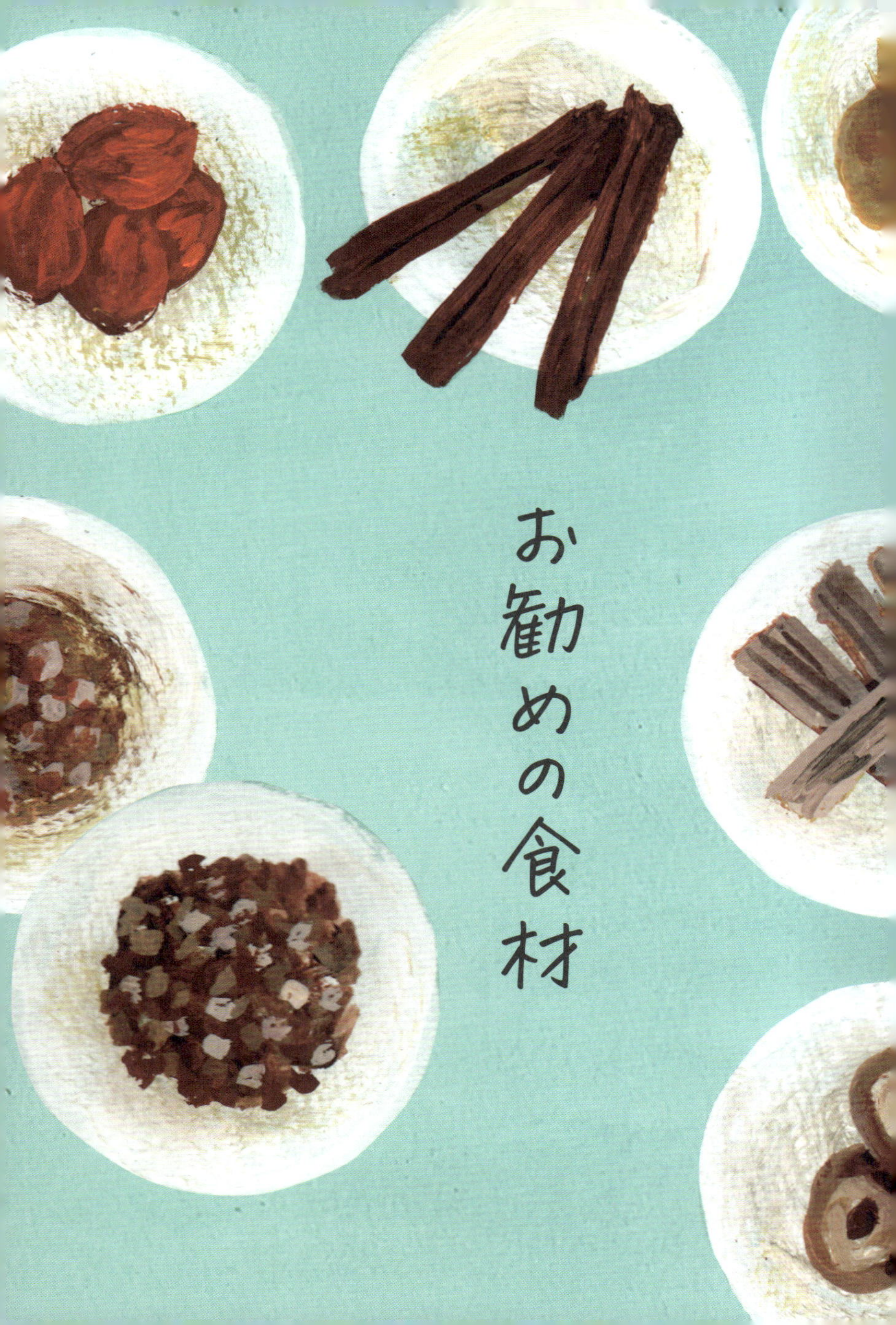

①気《き》虚《きょ》を改善する食材

うるち米（平）、さやいんげん（平）、シイタケ（平）、キャベツ（平）、カリフラワー（平）、ジャガイモ（平）、サツマイモ（平）、山芋（平）、大豆（平）、ナツメ（温）、サバ（温）、牛肉（平）、カツオ（平）、ハチミツ（平）、ローヤルゼリー（平）、エビ（温）、クリ（温）、鶏肉（温）、ウナギ（平）、イワシ（温）

②血虚《けっきょ》を改善する食材

人参（平）、ほうれん草（涼）、金針菜（涼）、小松菜（平）、皮つき落花生（平）、ブドウ（平）、豚レバー（温）、牛肉（平）、イカ（平）、タコ（寒）、赤貝（温）、カツオ（平）、ウナギ（平）、サケ（温）、ブリ（温）、マグロ（温）、黒豆（平）、プルーン（平）、竜眼《リュウガン》（温）、ナツメ（温）

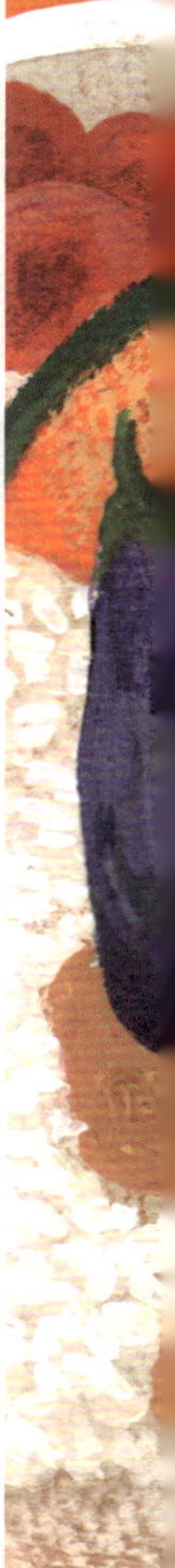

③気滞《きたい》を改善する食材

玉ねぎ（温）、ラッキョウ（温）、そば（涼）、ミカン（平）、オレンジ（涼）、ユズ（涼）、キンカン（温）、セロリ（涼）、レモン（平）、パクチー（温）、陳皮《チンピ》（温）、菊花《キッカ》（涼）、紫蘇《シソ》（温）、白菜（平）、ターメリック（温）、ハッカ（涼）、ローズマリー（温）、ジャスミン（温）、シナモン（熱）

気滞によってゲップや吐き気、胃がムカムカするときなどに、消化を助ける食材

大根（涼）、カブ（平）、オクラ（涼）、サンザシ（温）、鶏内金（平）

④水毒《すいどく》を改善する食材

トウモロコシ（平）、小豆（平）、緑豆（寒）、サヤエンドウ（平）、そら豆（平）、黒豆（平）など豆類、スイカ（寒）、冬瓜（涼）など瓜類、ハト麦（微寒）、ウド（微温）、タケノコ（寒）、昆布（寒）、のり（寒）、アサリ（寒）、ハマグリ（寒）、シジミ（寒）など海産物

※温性の食材か、冷性の食材かを選んで使ってください

⑤瘀血《おけつ》を改善する食材

チンゲン菜（涼）、ナス（涼）、黒キクラゲ（平）、黒酢（温）、紅花（温）、サフラン（涼）、ターメリック（温）、ヤクモソウ（微寒）、黒豆（平）、玉ねぎ（温）、ニラ（温）、レンコン（寒）、ラッキョウ（温）、桃（温）、酒（温）、イワシ（温）、サケ（温）、サバ（温）、サンマ（平）、シシャモ（平）、ニシン（温）

⑥胃腸の働きを良くする食材

うるち米（平）、いんげん豆（平）、シイタケ（平）、キャベツ（平）、カリフラワー（平）、ジャガイモ（平）、サツマイモ（平）、カボチャ（温）、山芋（平）、クリ（温）、サバ（温）、牛肉（平）、カツオ（平）、イワシ（温）

消化吸収を助ける食材

サンザシ（温）、カブ（平）、大根（涼）

⑦体を温める食材

体を温めて発汗を促し邪気を追い払う食材

生姜《ショウガ》、紫蘇《シソ》、ネギなど

体の中を温めてくれる食材

唐辛子、シナモン、乾姜《カンキョウ》、胡椒《コショウ》、山椒《サンショウ》、茴香《ウイキョウ》、丁子《チョウジ》などの香辛料

もち米、クリ、カボチャ、ニラ、ニンニク、玉ねぎ、アジ、サバ、マグロなど

腎を温めて精をつける食材

クルミ、羊肉、鹿肉、エビ、杜仲《トチュウ》、黒砂糖、黒酢など

⑧暑がり（陽盛《ようせい》）の方にお勧めの食材

白菜（平）、セロリ（涼）、トマト（微寒）、キュウリ（涼）、ニガウリ（寒）、ズッキーニ（寒）、コンニャク（寒）、ナス（涼）、スイカ（寒）、バナナ（寒）、シジミ（寒）、カニ（寒）、豆腐（寒）、緑豆（寒）、緑茶（涼）、クチナシ（寒）、ドクダミ（微寒）、タンポポ（寒）

⑨体に必要な陰液《いんえき》を補う滋陰《じいん》の食材

小松菜（平）、アスパラガス（微涼）、ゆり根（微寒）、卵（平）、牛乳（平）、チーズ（平）、ホタテ貝（平）、牡蠣（平）、スッポン（平）、白ゴマ（平）、黒ゴマ（平）、松の実（温）、白キクラゲ（平）、クコ（平）、豆腐（寒）

※肺を潤す食材としてアンズ、梨、リンゴ、柿、枇杷、銀杏、松の実、ハチミツ、などをケースバイケースで併用すると良いです

※嫌なボーとした熱感がある方はセロリなど涼性の食材をプラスすると楽になります

⑩大腸を潤して通便する（潤腸《じゅんちょう》通便）食材

クルミ（温）、黒ゴマ（平）、チーズ（平）、松の実（温）、オクラ（平）、紫蘇《シソ》の実（温）、杏仁《アンニン》（微温）、羅漢果《ラカンカ》（涼）、麻子仁《マシニン》（平）、桃（温）、里芋（平）、パイナップル（平）、アロエ（寒）、センナ（寒）、白菜（平）、バナナ（寒）、コンニャク（寒）、ジャガイモ（平）、サツマイモ（平）、ゴボウ（寒）、ほうれん草（涼）、小松菜（平）、タケノコ（寒）

※温性の食材か、冷性の食材かを選んで使ってください

※いずれも一つの食材に偏らないように、消化しやすい料理にして召し上がることをお勧めします

おわりに

最後までお読みいただき、ありがとうございました。

私は前著『漢方の暮らし365日』『薬膳の食卓365日』にて、四季を通した暮らしの知恵を提案させていただきました。

おかげさまでご好評を頂き、とても嬉しく思う一方で、書ききれなかったこともたくさんあり、若干心残りに思っていました。

本書はそうした想いを元に、より堀り下げた内容を書かせていただきました。

私は昭和17年、終戦の3年前に生まれ、気がつくと80年以上の年月を過ごしてきま

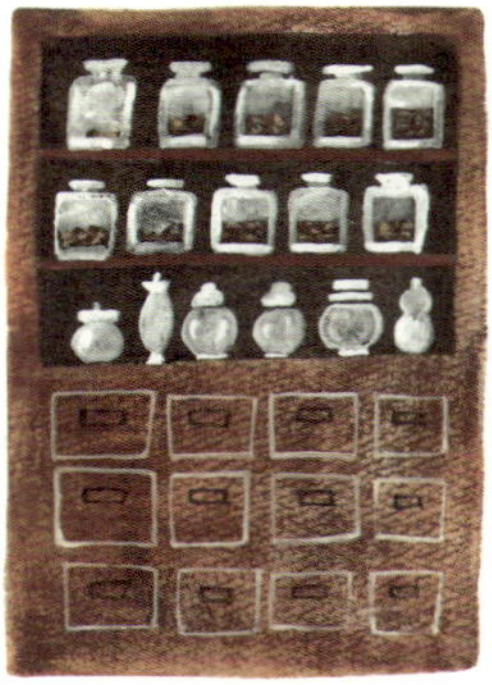

した。

多感だった10代20代の頃。仕事を持ちながら、生理不順や生理痛、三度も繰り返した流産に悩み、妊娠や子育てに夢中だった30代。

理由のない不安感や焦燥感に悩んだ40代、更年期に苦しんだ50代の頃。

そして老化による色々な変化を感じている現在と、いろいろ反省すること、皆様にお伝えしたいことがたくさんあります。

私自身が経験してこうすれば良かった、ああすれば良かった、という想いを元に書かせていただきました。

中医学（漢方）は、私自身がそうだったように、西洋医学に親しんだ方には説明が難しい考え方があり、戸惑ってしまう方も多いようです。

そこで本書では、整体観念、陰陽説、五臓六腑、気血水、中庸などという漢方の基本理論を、できるだけわかりやすく説明させていただきました。

近年健康に関して「エビデンス」が重視されており、その中でも、複数の研究を分析・統合した系統的レビューが、特に高い評価をされています。

そして漢方は、２０００年という長い歴史の中で、理論と臨床が繰り返されて、統計的に淘汰を繰り返し、上書きされて受け継がれている理論体系です。

その研究の数や分析・統合において、確かな内容であるのは、当然のことといえるでしょう。

その理論体系を理解すると、パズルのように答えが出てくるというのが、漢方を勉強して得た私の実感です。

また漢方は、とても身近で親しみやすいものです。

医食同源といって、毎日の食事が基本になっていますので、この本で、漢方の理論を知っていただき、毎日の食事に生かしていただけたら幸いです。

私は漢方と出会ったことで、人生が変わりました。考え方が変わり、行動が変わりました。消極的だった私が、多くのご縁をいただき、夢も実現してきました。この年になっても、私はまだまだ行きたい所、やりたいこと、たくさんあります。

そうしたエネルギーの元となっている知識、知恵、考え方の一端が、本書を通じて皆様のお役に立てればと願っております。

最後に、監修していただきました大塚嘉之先生（薬剤師、国際中医師）、大塚亜希子先生（薬剤師、国際中医師、国際薬膳師）に感謝申し上げます。

また企画の考案に際しアドバイスをいただいた出版プロデューサーの樺木宏様、素敵な本に仕上げていただいた自由国民社の取締役編集局長・竹内尚志様に心より御礼申し上げます。

川手 鮎子

著者プロフィール

川手 鮎子（かわて あゆこ）

「漢方薬局を45年経営、西洋医学の薬剤師の資格ももつ中医学のエキスパート」

・薬剤師
・国際中医師（世界中医薬学会連合会認定）
・生活習慣病指導士（日本ホリスティック医学協会認定）

昭和17年生まれ。東京理科大学薬学部卒業後、製薬会社開発部に勤務。昭和48年エーケー有馬薬局を開設し、その後45年間漢方相談等に従事。国際中医師の資格も取得し、ホリスティック医学協会に所属して呼吸法やアロマ、カウンセリングなど、多くの代替療法も学んだ経験をふまえ、和洋両面から心身の不調を解消する。地域への貢献も長く、主な受賞歴に、神奈川県保険功労賞受賞、川崎市保険功労賞受賞、学校薬剤師30年勤務表彰等がある。著書『食事と呼吸で40代からの女性の不調は楽になる』（彩図社）、『心も体もととのう 漢方の暮らし３６５日』『心も体ももっと、ととのう 薬膳の食卓３６５日』（自由国民社）

Special Thanks to

企画協力　樺木 宏（株式会社プレスコンサルティング）
イラストレーション　r２（下川恵・片山明子）

心《こころ》も体《からだ》もやさしくととのう 漢方養生《かんぽうようじょう》の手帖《てちょう》

二〇二四年（令和六年）十二月十三日　初版第一刷発行
二〇二五年（令和七年）六月五日　初版第三刷発行

著　者　川手 鮎子
発行者　竹内 尚志
発行所　株式会社自由国民社
　　　　東京都豊島区高田三―一〇―一一
　　　　〒一七一―〇〇三三
　　　　電話〇三―六二三三―〇七八一（代表）
造　本　ＪＫ
印刷所　株式会社シナノ
製本所　新風製本株式会社